菏泽医学专科学校实验系列教材

全科医学概论 PBL 实训指导

主　编　代爱英　刘明哲
副主编　路陶生　郭树榜
编　委　（按姓氏拼音排序）
崔琳琳　侯锋伟　李耀东
孙甲太　魏秀环　张凤荣

北京大学医学出版社

QUANKE YIXUE GAILUN PBL SHIXUN ZHIDAO

图书在版编目（CIP）数据

全科医学概论 PBL 实训指导/代爱英，刘明哲主编. —北京：北京大学医学出版社，2011.9（2021.9 重印）

ISBN 978-7-5659-0261-1

Ⅰ. ①全… Ⅱ. ①代…②刘… Ⅲ. ①全科医学—医学院校—教材 Ⅳ. ①R4

中国版本图书馆 CIP 数据核字（2011）第 181495 号

全科医学概论 PBL 实训指导

主　　编：代爱英　刘明哲

出版发行：北京大学医学出版社

地　　址：（100191）北京市海淀区学院路 38 号　北京大学医学部院内

电　　话：发行部 010－82802230；图书邮购 010－82802495

网　　址：http：//www. pumpress. com. cn

E - mail：booksale@bjmu. edu. cn

印　　刷：北京溢漾印刷有限公司

经　　销：新华书店

责任编辑：韩忠刚　　**责任校对**：何　力　　**责任印制**：罗德刚

开　　本：787 mm×1092 mm　1/16　**印张**：4.5　　**字数**：109 千字

版　　次：2011 年 9 月第 1 版　2021 年 9 月第 7 次印刷

书　　号：ISBN 978-7-5659-0261-1

定　　价：10.50 元

菏泽医学专科学校实验系列教材
建设编写指导委员会

前　言

随着我国医疗卫生体制改革的不断深化、社区卫生服务的迅速发展，基层医疗卫生机构防治结合型全科医学人才显得尤为紧缺。

我国2009年颁布的深化医疗体制改革意见指出要加强高等医学院校全科医学教育，目前，全国各地很多医学院校已经开设了全科医学概论课程的教学，部分院校临床医学专业开设了全科医学方向的本科层次教育或高职高专层次教育。菏泽医学专科学校是为临床医学专科学生开设系列全科医学相关课程，强化全科医学教育的高职高专院校之一。我们在教学研究和实践过程中，逐渐发现《全科医学概论》部分章节抽象而复杂，用传统的教学手段很难使医学生充分理解本课程的重要性，很难掌握全科医疗服务模式以及全科医生以人的健康为中心、家庭为单位、社区为基础、预防为导向的工作方式。因此，我们着手编写了这本《全科医学概论PBL实训指导》，用于《全科医学概论》理论课教学方法的改革和实践性、实验性教学参考。

本书由从事全科医学教学，全科医疗服务、管理的老师合力编写，适合与杨秉辉主编的《全科医学概论》教材配套使用，教学实践中，教师可以根据学生的层次和需求，适当安排学时和内容。

全科医学属于新兴学科，至今国内尚无实验配套教材，由于编者水平有限，本书难免有不足之处，真诚希望使用本书的各位老师和同学提出宝贵意见，共同促进全科医学教材的改进和完善。

愿本书能为我国全科医学教育提供一份有益的帮助。

编者

2011年5月26日

目 录

第一篇　全科医学基本理论探讨

模块教学提要：

关于全科医学基本理论的教学涉及医学目的、医学模式、医学人文、全科医生的角色定位、职业要求、工作模式等内容。有些内容抽象而深奥、细碎而枯燥。本篇采用实训课形式，引领学生深入思索全科医学理论的哲学基础，解读全科医疗服务相关的医疗改革背景及基层卫生政策，以此培养学生对全科医学专业方向的学习兴趣，以及对全科医师职业的认同感。

实训一　关于医学目标的哲学思辨

【实训目的与要求】

1. 使学生了解医学的过去和现在，思考医学的未来和目标，从而理解医学生的神圣使命，并强化医学生的使命感。

2. 帮助学生理解以健康照顾为目标的全科医学服务理念的哲学基础和内涵。

【实训方法与步骤】

1. 在全科医学概论第一次、第二次理论课上围绕医学目的提出“问题”，为学生提供文献查找的关键词和查找范围，并推荐一些媒体搜索链接，要求学生利用图书馆书刊资源或网络资源，查阅文献，主动思考，把问题答案和和认识写成书面文稿。

2. 实训课上，老师收集学生的答案文稿，组织学生交流认识和体会，并要求大家提出异议或疑问，进行集体讨论。

【问题设计】

1. 医疗费用恶性膨胀引发了全球医疗危机。“看病贵”不仅仅是中国的问题，全世界都在被其折磨着，为此，1992 年世界卫生组织成立了 GOM（医学的目的）国际研究小组，四年后，该小组在研究总结报告中明确指出：“目前医学的发展是在全世界制造供不起的不公正的医学”、“现在许多国家已经走到了可供性的边缘”。危机的根源来自何方？世界卫生组织的报告认为是医学目的出了问题。“错误的医学目的，必然导致医学知识和技术的误用”，“考虑到医疗服务可以获得巨大利润时，尤其为此”。

卫生部新闻发言人、卫生部办公厅副主任毛群安，在一次“卫生事业发展趋势总编座谈会”上指出，“一个人一生中在健康方面的投入，60%～80%花在临死前一个月的治疗上!”。

问题①：医学的目的是什么？

问题②：如何理解“医学终极目的是实现健康死亡”的命题？

2. 这是医学上很著名的一个病例。第二次世界大战期间 Cochrane（循证医学的创始人之一）曾作为军医在英国军队中随军服务，但不久便被德军俘虏，后来在战俘营中从事医疗工作。一位痛得叫喊不停的苏联战俘，经他检查后被诊断为胸膜炎。一开始他认为是胸膜炎的疼痛引起了士兵的哭叫，但是，战俘营中连一粒止痛片也没有。在绝望中，Cochrane 本能地坐到了患者的床上，把士兵抱在自己的怀里。于是，奇迹发生了，士兵立刻停止了喊叫！就这样，直至数小时后平静地死去。最后，他认为这个患者不是因为身体上的痛苦而哭叫，而是因为孤独所引起的精神上的痛苦所致。

问题①：解除病人的病痛，医生应该怎样做？

问题②：这个案例给我们什么启示？

3. 对比以下两种医学目的，进行思考和讨论：

第一种医学目的：“治愈疾病，阻止死亡”。

第二种医学目的：健康照顾，即改善人类自身及其生存条件，预防和治疗疾病，恢复和增进健康，提高生命质量。

问题①：当今医学发展应以哪种医学目的为前提？若以第一种为前提，从理论上会有什么悖论，从现实看会导致什么弊端？若以第二种为前提，则相应的对策是什么？

（提示，从传统健康观向新的健康观转变，从治疗疾病获取健康向预防疾病促进健康转变，从延年益寿为主向提高生命质量为主转变。）

问题②：为达此医学目的，临床医学人才培养应强调哪些方面，全科医学教育的作用是什么？医学生人文素质教育有何重要性？

【推荐文献】

[1] 隋延．医学哲学：一个不应忽视的课题．医学与哲学，2004，25（12）．

[2] 吕维柏．14 国宣言号召审查“医学的目的”．医学与哲学，1997，（4）．

[3] 彭慎言．医学的目的与卫生工作的反思和对策．医学与哲学，1999，（1）．

[4] 杜治政．追溯医学的目的．科技中国，2006，（12）．

（代爱英）

实训二 关于发展全科医学的必要性论证

【实训目的与要求】

1. 了解我国当前医疗卫生体制改革的动向，理解我国大力发展社区卫生服务和强调全科医学教育的历史背景和现实需求。

2. 培养学生主动查找文献资料、搜索相关媒体信息，对全科医学学习的必要性进行主动思考、客观分析和归纳论述的能力。

3. 建立学生对全科医学专业方向的初步认识，为培养专业情感和全科医师职业认同感奠定基础。

【实训方法与步骤】

1. 在全科医学概论第一次、第二次理论课上提出"问题"，同时要求学生课后以宿舍为单位（同宿舍同学容易组织课外讨论和图书馆学习的行动计划）、或以既定的实验小组为单位组成课外讨论学习小组，利用图书馆书刊资源或网络资源，查阅文献，主动思考，把小组的心得和认识写成文稿。

2. 为学生提供文献查找的关键词和查找范围，并推荐一些媒体搜索链接。

3. 实训课上，老师收集学生的文稿，组织学生交流认识和体会，并要求大家提出异议或疑问，进行集体讨论。

【问题设计】

卫生部早在2006年关于我国社区卫生服务有关问题的新闻发布会上就指出：社区的卫生服务是城市卫生服务的重点，是城市公共卫生和基本医疗服务体系的基础，是实现人人享有初级卫生保健的基本途径，也是促进社会公平、维护社会稳定、构建和谐社会的重要内容。大力发展社区卫生服务，构建以社区卫生服务为基础，社区卫生服务与预防保健机构和医疗服务机构分工合理、协作密切的新型城市卫生服务体系，对于落实预防为主，防治结合的工作原则，优化卫生服务的服务结构，方便群众就医，减轻费用负担，建立和谐的医患关系，缓解群众看病难、看病贵的问题都具有非常重要的意义。近年来，我国努力构建以社区卫生服务为基础的新型城市卫生服务体系，提高公共卫生和基本医疗服务的能力，把发展社区卫生服务作为当前城市卫生工作的重中之重和解决群众看病难、看病贵问题的突破口。

当前，我国基层医疗卫生服务体系进一步完善。各级政府加大对村卫生室、乡镇卫生院和城市社区卫生服务机构基础设施建设的投入，基层医疗卫生机构服务条件有了明显改善。截至2008年年底，全国共有县级医院8874个，乡镇卫生院3.9万个，村卫生室61.3万个（含新疆生产建设兵团2617个连队卫生室），农村三级医疗卫生服务网络得到进一步健全。全国共有2.4万个社区卫生服务中心（站），社区卫生服务网络体系初步形成。随着卫生服务体系的逐步建立，新型农村合作医疗制度的全面推行以及城镇居民基本医疗保险制度的建立，人民群众到基层医疗卫生机构就诊的人次数和住院人数明显增加，越来越多的群众愿意选择和利用基层医疗卫生服务。

随着我国医疗卫生改革深入，大力培养全科医生，向个人和家庭提供集预防、保健、诊断、治疗、康复、健康管理一体化的、连续协调、方便可及的主动服务，为基层医疗卫生服务培养知识全面、经验丰富、素质较高的人才队伍迫在眉睫。

卫生部2010年发布了《以全科医生为重点的基层医疗卫生队伍建设规划健全基层医疗卫生人才培养制度》，提出合理规划城乡基层医疗卫生人力资源，逐步建立有中国特色的基层医疗卫生队伍建设制度，培养一批下得去、用得好、留得住的全科医生，形成一支数量适宜、质量较高、结构合理，适应基本医疗卫生制度需要的基层医疗卫生队伍，逐步提高基层医疗卫生服务能力，促进人人享有基本医疗卫生服务目标的实现，并把逐步完善基层医疗卫生人员的学校教育、毕业后教育和继续教育制度，到2020年，通过多种途径培养30万名全科医生，基本满足"小病在基层"的人力资源要求作为第一任务。并提出三年内培养6万名全科医生，基本实现城市每万名居民有1～2名全科医生，农村每个乡镇卫生院有1名全科医生。以1～2年的转岗培训为主要培养途径，同时，招收本科医学毕业生进行全科方向住院医师规范化培训，培训合格后，采取有效措施鼓励其到城乡基层医疗卫生机构工作的近期规划。

问题①：当前我国大力发展社区卫生服务、基层医疗保健服务的原因是什么？

问题②：全科医学及全科医生对我国医疗卫生事业的作用与意义是什么？

问题③：全科医疗为特色的基层医疗保健服务中，社区首诊及双向分诊是其特有的功能特征，对此，您有什么认识？

【推荐文献】

［1］国务院《医药卫生体制改革近期重点实施方案（2009—2011年）》（国发［2009］12号）

［2］卫生部《以全科医生为重点的基层医疗卫生队伍建设规划》

［3］顾湲．解析《以全科医生为重点的基层医疗卫生队伍建设规划》．中国卫生人才（网络版）．2010－10－13

［4］张茅．深化医改　人才为先．中华人民共和国中央人民政府门户网站．2011－06－16

［5］卫生部办公厅关于印发《基层医疗卫生机构全科医生转岗培训大纲（试行）》的通知．中华人民共和国卫生部．2011－01－11．

（代爱英　侯锋伟）

实训三　关于全科医生的医学人文素质思考

【实训目的与要求】

1. 通过文献资料阅读和开放式讨论，开阔学生关于医学人文精神的认识与理解。

2. 培养学生主动查找文献资料、搜索相关媒体信息，对全科医生职业所需的人文素质进行主动思考、客观分析和归纳论述的能力。

3. 以医学大家人文精神的榜样力量，感召和强化学生加强自身修养，增强医学人文素质的内驱力。

【实训方法与步骤】

1. 在《全科医学概论》第四章全科医学的人文精神理论课上，提出问题——“全科医生应具备的人文素质有哪些？如何实现？”同时要求学生课后以宿舍为单位（同宿舍同学容易组织课外讨论和图书馆学习的行动计划）、或以既定的实验小组为单位组成课外讨论学习小组，利用图书馆书刊资源或网络资源，查阅文献，主动思考，把小组的心得和认识写成书面材料。

2. 为学生提供文献查找的关键词和查找范围，并推荐一些媒体搜索链接。指导教师精心准备反映名医大家人文精神的媒体资料，以备播放。

3. 一周之后的实训课上，由老师播放名医大家医学人文精神的媒体文件（播放我国肝胆外科专家吴孟超 2011 年人民大会堂先进事迹报告会视频），之后发放小组课下完成的书面材料，供小组间相互传看、交流认识和体会，也鼓励大家提出异议或疑问，进行集体讨论。

【推荐阅读的材料】

材料一：

医学是一项最古老的社会活动，也是最古老的学科，在真正意义上的科学建立之前，医学就已经存在了。伴随着人类文明及科学的发展和进步，医学研究已深入到了更加精细的分子、量子水平，医学服务体系也成为当今社会重要的、不可缺少的组成部分。医学给社会带来的益处和恩赐比比皆是，诸如许多疾病的成功防治、人的健康水平的普遍提高、人寿命的大大延长等。在当今科技和社会发展中，尤其是过去的 20 世纪，医学堪称是最成功的科学，也是最值得骄傲的科学，医学界对此也常常津津乐道。可是，面对如此成功和骄傲的医学，人们在不断享受着其带来的好处的同时，为什么还对医学界产生强烈的不满、提出尖锐的批评？为什么医患矛盾和冲突仍是社会中最主要、发生频率最高的事件呢？为什么医学界在社会中的信任程度大大降低了呢？究其原因和分析问题的实质，显然用人们对医学太挑剔了的解释不能解答这些问题。因为，一个被社会普遍挑剔的事物，一般来说，不是挑剔的人们出了问题，而是这个事物本身出了问题。同样，医学面对社会普遍的挑剔和批评，也应该自己反思一下自身到底出了什么问题。对此，本文试作一初步的探讨。

1. 医学是什么

在对上述问题进行分析之前，我们有必要明确“医学是什么”的概念，这对以后的分析很有必要。对于医学是什么的问题，目前主要有两种不同的理解。第一种理解是，医学是一门科学，或一门技术、技艺，或者说医学是科学与艺术、理论与实践的独特结合。这种理解是把医学主要定位在其技术层面。就医学的技术层面而言，医学确实是主要以科学和技术的方法和手段进行研究和实践的，并且当代医学只有通过科学才能最有效地达到它的目的。应该说，由于当今医学的科学内容不断增加，其医学的科学性更加明显了。因此，在医学界，认为医学是一种应用科学的观点也就占据了主导地位。人们也由此普遍认为，只要有了科学技术，什么样的医学问题都可以得到解决。第二种理解是，医学不是纯粹意义上的科学，医学的科学层面，只是医学运用的手段和方法，而不是医学追求的目的。医学的目的是通过医学作为一种社会活动而体现出来的。也就是说，医学的目的——防治疾病、促进健康只是借助于科学的手段和方法而得以实现。而评价医学的最终标准是医学能否为人们（群体或个人）带来幸福 。因而医学仅仅被理解为一门学科是不全面的，是片面的，甚至是错误的。医学首先是一项事业，其次才是一门学科。作为一项事业，确切地说，作为一种社会事业或者一种社会活动，它的评价体系不能只从单纯地追求科学真实性上加以考虑，而要从它的目的、成功的标准以及道德责任上进行综合评判。这是医学区别于一般科学的主要特征。医学首先是一项社会事业，然后才是一门学科的定论在医学的发展历程中可以得到证明。在科学真正建立以前，医学作为一项社会活动就已存在了。可以说，医学天生就是一项社会事业，医学是伴随着人的活动而起源并发展起来的。而医学的发展也是从经验医学开始的，经验医学是和社会活动密切相关的。只是到了科学建立之后，医学才借用科学的手段和方法得到更快速更有效的发展。但医学并未因搭上科学的快车而使本身失去社会事业的性质。它依然体现出固有的性质：首先是社会事业，而科学性只是它的承载形式而已。

2. 医学追求的是什么

由于医学首先是一项社会事业，它从诞生之时直到今日，都表现为追求人的幸福这一道德责任。在古代，不论是古代中医，还是西医，都将医学定为仁术或人学，如中医所讲的“医乃仁术”即是如此，在儒学思想中，“仁”即理想人性，孔子认为，仁者人也，人者仁也，两者互训互通，故“仁”术即为“人”术。在西方，古希腊医学家希波克拉底也强调医学所追求的是人的利益，在他的文集中，尤其是在《誓言》中，都有所反映。应该说，从医学创立以来，医学就内在地规定了它的道德责任。美国的 Ronald Munson 在《为什么医学不可能是一门科学》一文中指出，与显现为社会性事业的其他科学相比，作为一项社会性事业的医学“有一个独特的目的：通过预防或治疗疾病来增进人们的健康”，“医学的一个关键性特点是医学外在目的也是它根本的内在目的”。如果“把医学的基本目的贬低为二等的‘社会功能’，这样就是在含蓄地鼓励医生和研究人员把获取知识看得比治疗和预防疾病更重要”。这种促进人的健康的目的决定了“医学实践有它固有的道德方面”，这种促进人的健康的道德责任是医学的“内在道德原则”。可以说，医学中的道德责任是医学作为一项事业所固有的原则。换句话说，医学实践是否正当，可以从它所追求的目的的道德性上加以判断，如果医生采取的行动是为了病人的利益，而不只是为了获得知识、有利于他人、增加医生的收入、声望或其他东西，我们就应该认可这种医学行为是道德的、正当的；反之，就不是道德的，就不正当。在这里，有两点值得注意：一是医学的内在目的和外在目的都是通过防治疾病、促进健康而达到使人幸福，这是医学追求的终极目的；二是无论在何种条件下，这种目的都是医学首要的追求目标，这是医学实践固有的内在道德原则。这项原则说明医学本身内在地具有人文成分和人文追求。著名的法国医学史家西格里斯在《亨利·西格里斯论医学史》一书中就说过：“医学的目的是社会的，它的目的不仅是治疗疾病使某个机体康复，它的目的是使人调整以适应环境，作为一个有用的社会成员。为了做到这一点，医学经常要应用科学的方法，但是最终目的仍然是社会的，每一个医学行为始终涉及两类当事人，医生和病人，或者更广泛地说，医学团体和社会。医学无非是这两群人之间的多方面的关系。”杜治政教授在《守住医学的疆界》一文中更是明确地指出，医学在求“真”的同时更应求“善”，医学的求真是为了求善。可以说，“善”是医学的终极目的。“善”是什么？善即是仁，是道德，是人性，就是对社会、对人类健康有益。所以说，医学是人的科学，人的科学不讲人文，不讲人性，不讲善，是不可思议的。医学的人文是内在的，而不是外部强加给的。

3. 医学人文流失的症结

医学中追求人的利益是其内在的道德责任，这就决定了医学本身的组成应有两大支柱——医学科技和医学人文，而且医学科技是作为方法和手段为达到医学人文追求的目的而服务的，最终的评判标准不是它的技术，而是它的人文目的——人的幸福。但在当今医学的发展中，尤其在我国，这种本应两条腿走路的医学已经变成了跛腿或断腿，医学固有的人文要求被大大淡化，正在流失，形成了只注重追求医学技术和医疗盈利的“半吊子”医学。其中的原因是多方面的。科学和技术的功能不断扩大，在社会文明中发挥着巨大的作用。虽然在文艺复兴以后，近代科学得以形成并得到大踏步发展，改变了社会发展的进程。但在医学领域，科学真正对其产生明显和广泛的影响则是19世纪至20世纪以后的事，尤其是在诸如X射线的引入、抗生素的发现及DNA结构的确定以后，医学的技术，特别是诊疗技术达到了一个新的高度，医疗技术的比例在医学实践中占有很强的优势，医学的成就绝大多数是靠其获得的。人文在医学中逐渐受到人们的轻视。虽然在理论上，仍然强调医学追求人道主义，但在实践中，人们记忆中的医学成就大都是由医学技术的进步所带来的。医学已渐变为以技术为主导的科学门类了。在社会中，甚至在医学界中，认为医学是一种应用科学的观点占主导地位。与受市场经济大环境的影响一样，这只是医学中缺少及流失人文的外部因素，而主要的原因则是医学界的内在机制和环节出了问题。是什么机制和环节出了问题呢？答案是我们的教育、决策机制和环节出了问题，是我们的医学教育和决策的主流出了问题。如前所述，医学是一项社会事业，它所追求的是人的健康。规范医学实践要首选追求这一目的是医学内在的道德要求。而医学的知识和技能只是实现这一目的的手段，这就反映了医学本身具备人文追求。我们的医学教育决策部门应首先对此进行观念的强化，并贯彻到教育和决策中，但是实际情况并非如此。众所周知，大学的教育是短暂的，医学院校也只有5～6年的时间，在当今浩瀚的医学知识海洋中，哪怕再延长学制，医学生在校也只能学到医学知识的皮毛。况且，医学的快速发展使得知识更新不断加快，大部分的知识是毕业后不断掌握的，而从学校学到的知识在记忆中所能留下的，只是很小一部分。有的学者指出，“大学生在校最主要应学到的是方法，是体会这种氛围，是学会掌握价值判断的能力”。这个道理用美国学者劳厄的话表述更为生动：“教育，无非是一切已学过的东西都遗忘掉的时候，仍然留在你心中的那些东西”，那些“东西”是什么？是贯穿在医学实践和思维中的价值取向、人格模式和审美趣味，即是人文精神。确切地说，即是在医疗实践中要以人为本，以人为中心，并非以疾病为中心，强调医学是维护和增进人的健康的事业，一切医疗活动都是以这个终极目的为追求。要成为一个好医生，仅仅有好的医学知识和技能是不够的，更重要的是要具备良好的人文素质和知识，这是医生从事医学职业的内在道德要素。

但是我们的医学教育提供了这种教育吗？我们造就了这种氛围了吗？客观地说，我们确实提供了名为道德修养的教育，但方式、方法及效果都不佳。这是因为我们提供的这种教育大多是说教式的、概念式的、阶段式的。一方面不生动，另一方面与实际相脱节。原因是医学的实际与医学的教育要求差距太大。因为在实际的医学决策中，医疗指标和任务的完成是以经济利益作为衡量标准，医学的社会事业性质、医学的社会目的和价值在其中很少被考虑。因此，由此而派生的医学实践与医学教育所强调的医学目的和价值就很难达到一致。可以说，医学教育的效果好坏是与整个医学的氛围有关，也与医学的决策取向有关。即使医学教育在学校阶段是成功的，如果医学的整体氛围不扭转，很难说其在效果上能够持久。下面的例子足以说明这种分析。在医学院校有一个普遍的现象，即使是著名的学者来讲人文的内容，参加听课的热情梯度是，大学生比研究生踊跃，研究生比医务工作者踊跃。并且，在现实的医学教育队伍中，医学人文教育者和研究者也是不被重视的，甚至受到歧视，他们一般被医学专业人员视为“边缘人”。这样，就使得从事医学人文教育的人才队伍容易出现不稳定，也使得人员易于青黄不接，因此教育水平的高低就可想而知了。所以，真正的医学人文素质培养和改进的任务是艰巨而漫长的，而不是一蹴而就的事，这是一个涉及终身教育，并在实践中逐渐养成的漫长过程；也不是单一的校园系统培养就能解决的问题，而是整个医学界进行系统教育的复杂系统工程。另外，医学人文素质的培养和改进，决非单纯用教材和增加学时就能奏效的，而首先要把人文是医学的内在组成这一观念进行理解，并作为毕生投身医学实践的价值判断标准。

4. 解决的途径

如上所述，造成医学人文的缺少和流失的原因很多，既有历史的，又有现实的。诚然，从事医学人文教育和研究的人们有着责无旁贷的责任去纠正和弥补这些失误。但靠在医学界中被视为“边缘人”的医学人文工作者独自地努力以及能达到什么效果，笔者不太乐观。事实上，这种“半吊子”医学的最强有力的修复者应当是医学教育及卫生政策的决策者和研究者。这里有许多很好的例子说明这一点。早在 20 世纪初期，一些西方著名大学就注意到了“半吊子教育”的危害，开始探索文理会通之路。美国哈佛大学在一二年级要上“通识课程”，广泛涉及人文、社会和自然科学各个方面。麻省理工学院的工科学生要学占总课时 22%左右的人文课程。西方教育学家希望通过文理会通，挽救日益深重的精神危机和道德危机。美国联邦教育部认为，美国教育过分强调其经济目的和经济作用，学生只是为了今后的职业需要而上学，课程被过分专业化，特别是低估了人文教育对培养人的道德、创造力及处理人际关系能力的作用，不利于培养头脑灵活、能不断适应社会迅速变化的人才。美国国会于 1994 年 3 月通过了克林顿政府提出的《2000 年目标：美国教育法》，在美国历史上第一次将历史、艺术、语言与数学、自然科学并列为教育核心学科，即相当于我国中学的主科或大学的必修课程。另据高也陶教授在一篇文章中提到，据调查表明，40 所美国南方医学院在 1980 年至 1983 年间，90%的学校课程有所变更。全体教职员、校长和外部力量刺激了这些改变。内部的自我检讨和自我批评是这些改变最重要的因素。密苏里-堪萨斯大学医学院，在前 1/3 的课程中，75%的时间学习文化艺术和人类学；在后 2/3 的课程中，恰恰相反，25%的时间学习文化艺术和人类学。所以说教育、政策的决策者、管理者及研究者的责任最大。医学是一门特殊的学科，所占的人文比重最大，医学教育的任务最艰巨，现在医学的技术倾斜和人文缺失已成为社会和公众的众矢之的。最可怕的是，仍有相当一部分卫生决策者和管理者仍未清醒地意识到问题的症结所在，采取我行我素或头痛医头脚痛医脚的消极对待态度。只要意识不到医学的终极目的应是什么，医学关怀的应是什么，阻碍医学人性化的一系列功利政策和决定就不会加以改进，医学教育的失误就难以得到纠正，医学人性化就难以实现。

全文引自：赵明杰，宋文波．当今医学缺少的是什么-论医学中的人文．医学与哲学，2003，24（12）．

材料二：吴孟超同志先进事迹报告会发言摘编

（第二军医大学校长刘振全发言）吴孟超是一位倾心为民、德技双馨的一代名医。他不仅有精湛的医术，更有着高尚的医德。吴老说：“一个好医生，眼里看的是病，心里装的是人”。他每次接诊，都对病人亲切地微笑，聊聊家常，拉近与病人的距离。冬天查房，他总是先把自己的手焐热，再去触摸病人的身体，还常常用额头去感觉病人的体温。做完检查，他也不忘顺手为病人拉好衣服，掖好被角，还摆好床下的鞋子。每年大年初一，吴孟超都早早地来到病房，给住院病人一一拜年，送上新春的第一声祝福。

2005年冬天，吴孟超被推荐参评国家最高科技奖，上级派人对他进行考核，确定第二天上午和他谈话。机关考虑到这是件大事，取消了他原定的手术。吴老得知后，坚持手术不能推迟。考核组的同志感到不解：这是个什么病人，怎么这么重要？第二天下午谈话时，禁不住问了一句：“吴老，上午在给谁做手术啊？”吴老说：“一个河南的农民，病得很重，家里又穷，乡亲们凑了钱才来上海的，多住一天院，对他们都是负担。实在抱歉，让你们等我了”。这就是吴老，他把患者的生命看得比天还大，把老百姓的利益看得高于一切！

在东方肝胆外科医院，有一条不成文的规定：在确保诊疗效果的前提下，尽量用便宜的药，尽量减少重复检查。医院财务上算过一笔账，这样做，一年就能给病人节省7000多万元。吴孟超常说，病人生病已经很不幸了，如果再收他们的红包，于心何忍啊！

（吴孟超院士发言）有人问我：“你这一辈子不停地看门诊、做手术，会不会觉得很累，有没有感到很枯燥”？我的体会是：一个人全神贯注地做他愿意做、喜爱做的事情，是很愉快的。

我从拿起手术刀、走上手术台的那天起，看到一个个肝癌病人被救治，看到一个个肝病治疗禁区被突破，看到一个个康复者露出久违的笑容，常常情不自禁地喜悦，发自内心地高兴。在医生这个岗位上，我感悟了生命的可贵、责任的崇高、人生的意义。

看来，我这一辈子是放不下手术刀了。我曾反复表达过个人的心愿：如果有一天我真的倒下，就让我倒在手术室里，那将是我一生最大的幸福！

有人说，吴孟超，你拿了那么多第一，拥有那么多头衔，获得那么多荣誉，你这一生值了。是啊，就我的人生来讲，这些东西确实够多了。但是要说“值”，它究竟值在哪里？我想最重要的是，它凝聚着祖国和人民的需要。作为一个知识分子，只有把个人的发展与祖国和人民的需要紧紧联系在一起，我们的知识价值、人生价值才会有很好的体现。

（材料来源：人民网2011年05月11日）

（代爱英）

第二篇　全科医学基本方法训练

模块教学提要：

我国基层医疗服务机构需要的全科医学人才是能够真正提供以人为中心、以家庭为单位、以社区为范围、以问题为导向、以预防为先导的全科医疗服务的高素质技能型、适用性、应用型人才。本篇主要采取案例设计—情景模拟—角色扮演等教学手段，对学生的全科医学思维能力和全科医学诊疗模式进行实训性质的教学。

实训四　以人为中心的问诊方式情景模拟

【实训目的与要求】

1. 通过情景模拟，让学生练习接诊的 BATHE 问诊方法，体会其“用心倾听，开放式引导”的特点，熟悉全科医师以人为中心的问诊方式。

2. 学会采用 SOAP 记录格式记录问诊结果。

【实训方法与步骤】

1. 提供给学生 4 个发生在全科医师诊所的案例，编号为案例一至案例四。每个案例分别有两个角色，即全科医师和就诊患者。

2. 把学生分为四个实验组（每组 8 人左右），每组先抽签决定要模拟的案例编号，再抽签决定上台演示的顺序。

3. 给学生讲解情景模拟的大致过程、提出角色扮演的要求和注意事项。

4. 给出 15 分钟的准备时间，让每组阅读案例，共同讨论拟定两个角色的台词（现场发挥更好），并推选出本组两个角色的扮演者。

5. 开始进行情景模拟。每组 15 分钟以内完成。先由第一组开始模拟。其他 3 组同学作为评委，通过小组讨论对第一组同学情景模拟的整体效果以及扮演的全科医师的问诊技巧进行评分，分值采用 10 分制，学生评分的权限最低可给出 3.0 分，最高 5.0 分。同时，实验指导老师也给出一个评分，总分合计作为本组同学的实验成绩记入成绩册。以此类推，直至每个实验组都完成，指导老师进行点评，并公布各组得分排名。

6. 最后 5 分钟，每组同学根据本组所选案例以及问诊过程，以 SOAP 的格式填写问诊记录，作为实验报告上交。

【案例】

案例一：患者，男性，52 岁，工人。高血压史 10 余年。服用 2 种降压药物，但服药不规律，血压控制在 150/90mmHg 左右。吸烟 20 支/天。近 1 年来出现过数次胸闷，心前区不适，至大医院门诊和急诊科就诊。心电图提示 ST 段压低、T 波倒置，提示心肌缺血。心超提示左室壁增厚。心脏专科医生诊断为冠心病，予以硝酸甘油、阿司匹林和丹参治疗。近半年来胸闷发作次数增多，血压也上升至 160/95mmHg 左右。心脏专科医师建议病人住院进行冠状动脉造影，如冠状动脉狭窄需要放置支架，并增加一种降压药物。病人来到全科医生诊所就诊，全科医生详细询问了患者的胸闷和血压的情况，同时还询问了患者的工作、家庭和睡眠等情况。了解到病人平素性格内向，半年来出现睡眠差，常常觉得焦躁、担心。全科医生鼓励他倾诉所担心的事情，病人说妻子下岗多年，女儿在读大学，自己是家里唯一的收入来源，半年来，单位资产重组，人员调整，病人担心也会下岗，担心家庭收入减少，又闻专科医生诊断他为冠心病，既要增加药物，又要行手术放支架，还要花一大笔钱。全科医师给予病人心理疏导，主要让病人倾诉，表示理解，并给予安慰和鼓励。劝其戒烟，给予适当的缓解焦虑的药物。叮嘱病人坚持规律服药，数周后，病人血压降至正常，睡眠改善，焦虑情绪缓解，胸痛发作次数明显变少。请模拟情景对话。可参考教材《全科医学概论》65 页。

案例二：患者，68 岁，女性，糖尿病史 10 年，高血压史 20 年，口服药物控制血糖和血压，偶尔测空腹血糖在 9mmol/L，血压在 150/90 mmHg 左右，近 1 个月因口干、体重下降而来就诊。测空腹血糖 16.8 mmol/L。患者来社区卫生服务中心就诊。你作为全科医生，如何接诊？请参考教材《全科医学概论》63 页，模拟情景对话。

案例三：一位 38 岁的农村进城务工人员。在酒店作厨师工作 12 年，吸烟史 20 年，30 支/天，因反复头晕 2 个月来就诊。检查结果是：血压 160/100mmHg，体重指数 29kg/m^2，有高胆固醇和高甘油三酯血症，空腹血糖 6.6 mmol/L。假如患者来你诊所就诊，作为全科医生，你如何接诊？请模拟情景对话。请参考教材《全科医学概论》66 页。

案例四：患者，中年妇女，纺织厂职工。胸闷、头晕 3 年余，呈规律性发病，多于情绪不稳或倒夜班时发病，曾到大医院做过多项检查，检查结果阴性。先后被诊断为“可疑冠心病、心脏神经症”，中西药治疗效果不佳。后来全科医生处就诊，医生通过人性化的问诊，发现她心情抑郁、工作劳累，通过心理调节，合理安排工作和生活，适当锻炼，连续 1 个月未服用任何药物，患者自觉症状消失。根据以上案例，模拟此人来诊的问诊过程。可参考教材《全科医学概论》105 页。

作为全科医生，根据本组案例，请你按照 SOAP 的方式填写本次接诊记录

健康问题	按 ICPC 分类命名
S	
O	
A	
P	

报告人：______　班级：______　学号：______　实验得分：______分

（代爱英　崔琳琳）

实训五　家庭评估与家庭访视情景模拟训练

【实训目的与要求】

1. 了解在全科医疗服务中进行家庭评估与家庭治疗的知识要点及技能要求。

2. 熟悉家庭访视过程，并完成家庭访视记录，填写家庭健康档案。

3. 建立以家庭为单位提供健康照顾的理念。

【实训方法与步骤】

1. 提供给学生典型案例，让学生按照既定台词模拟扮演案例主人公及全科医生，带教老师作为讨论主持人和总结点评人，了解家庭访视和家庭治疗情景。

2. 让学生两人为一组，分别扮演全科医生和受访的家庭成员，模拟家庭访视过程，做出家庭结构描述（家系图、家庭圈、家庭资源）、做家庭功能评估，填写家庭访视记录报告。

【实训内容】

一、案例描述及情节设计

患者，女性，48 岁，工人。3 个月来，因胃痛腹胀、疲乏无力、失眠多梦多次到不同医院求诊，门诊化验检查没有发现明显异常。医生给以慢性胃炎诊断，但治疗效果欠佳。这次来社区卫生服务中心找医师，要求再开点多潘立酮（吗丁啉）。全科医师通过仔细问诊，了解到她有一个儿子，16 岁，初三学生，因学习困难，初二留级复读一年，临近“中考”，学习焦虑感上升，看书头痛，注意力不集中，解题速度慢，学习成绩差，一学期五门功课不及格，自觉有精神障碍，要求退学。她曾带儿子去过医院，体格检查和神经、精神检查未发现明显异常，她为此十分苦恼。全科医生给她开了逍遥丸和维生素 B_6，并预订了家访时间。

对家庭问题的评估：家庭治疗的第一步是要对家庭进行诊断评估，了解患者家庭的交互作用模式、家庭压力事件，以下是家访过程中的一段对话：

全科医师：“您最近感觉怎么样?”

母：“睡觉好点了，但还老是觉得胃部胀满，吃饭没有食欲，身上没有劲。”

全科医师：“这是您儿子啊？嗬嗬，小伙子，听说你不想上学了，为什么呀？（儿子未回答，其父母在对面的长沙发上相背而坐，父亲欲言但被母亲抢过话题）”

母：“我们带着孩子去过好多医院求治，吃了不少药，但孩子还是说头痛，医生说他可能是心理问题。去心理诊所求治，人家按小时收费，收费很高，你们有什么办法吗?”

全科医师：“办法不是没有，但主要靠你们全家人积极参与治疗……”（提高家人积极参与治疗的动机，在介绍家庭治疗的性质后，转向儿子）“你最近感觉怎样，怎么个头痛法?”

儿子：“我不想学习了……（看到母亲正瞪眼怒视着自己，马上转变话题）我有精神障碍，想休学。”

父：“精神障碍是他妈妈的评语，他根本没有障碍，只是动作太慢，平时在家我只好帮他的忙…”

母：“就因为你事事替他做，袒护他，害得他一考试就紧张!”

至此，家庭交互作用的模式与问题系统已反映出来：父母之间与亲子之间的情感交往不良，母亲说了算，对孩子严厉，父亲袒护孩子，且父母对孩子的教育态度不一致，使孩子无所适从，缺乏自信心和学习动机；而父母又因孩子的学习困难相互责备……如此恶性循环。孩子为什么说自己有精神障碍？显然需要进一步了解。医师安慰女主人要放松心态，注意饮食，不吃生冷、辛辣食物，开了和胃健脾的中成药，并布置了家庭作业：让儿子和父母讨论“精神障碍”，重在当前表现，不追究孩子过去的学习问题，下次来访再谈各自的看法。

在心理学上，以上对话扰动了家庭中的问题系统。

扰动是指通过提问、解释等技术手段干扰、搅动患者家庭中的原有规则，激发家人思考，形成家庭的新观念、新目标和新行为。

第二次治疗开始，医师先单独与儿子交谈，了解到儿子所称的“精神障碍，是指已有长期的频繁手淫习惯（每周 2 次以上），已被父母知道，自觉“元气丧尽"，“愧对父母"。医师向他解释手淫行为的发育性质，使其排除罪恶感，再请父母参与讨论。以下是治疗的片段：

医师：“你们说孩子有精神障碍吗?”

母：“当然有，他注意力不集中，学习不专心，总是胡思乱想”。

医师：（打断母亲的话，控制强者，辅助弱者，问父亲）“假设孩子有青春期的生理冲动，发生自慰行为，你怎么看?”

父：“孩子长大了，恐怕这些行为不是异常吧?”

母：“孩子这些行为太频繁了不影响身体？你还在迁就他!”

医师：（又一次打断母亲对父亲的埋怨，转问儿子）“你还记得第一次自慰行为发生的情景吗?”

儿子：“嗯，是小学二年级时在书摊上看到女孩的裸体图片。”

（父母愕然地面面相觑，虽知道孩子有手淫，但难以相信这么早就发生了，孩子手淫已有 8 年!）

医师：（及时小结，改变话题）“孩子上小学时学习并不差，可见学习困难还有其他的原因……你们希望孩子将来做什么?”

父：“希望他通过中考，升入普通高中。”

母：“希望他能上大学，不要像我们，没有权、又没有钱。”

医师：（对儿子问）“你的想法呢?”

儿子：“我觉得自己不是读书的料，他们天天挂在嘴上，要求太高……”

父母：……（无语，但若有所思）

医师进一步地解释，孩子目前的学习困难并不是手淫导致的结果，而是与父母过高的期望水平相关；孩子未能参与对自己前途的设计，学习无动机，开始用厌学的方式来对抗父母的要求，以“精神障碍”患者的角色来缓解家庭的压力。父母在教育问题上不一致的态度和方式使孩子有机可乘，厌学情绪和学习困难表现加重。随后的再次治疗，全科医师让家人之间进行相互对话，让亲子之间互换角色想问题，使父母逐渐明白他们为孩子拟定的目标并不切合实际，认识到教育态度不一致对孩子会产生消极影响；孩子也逐渐明白自慰行为并不是精神障碍，与学习困难无直接联系，扮演患者的角色以逃避学习既不能解决问题，还会伤害父母的良苦用心。全科医师又布置了新的家庭作业，要全家人共同拟定或讨论孩子的成长方案，把未来的路开拓得宽一些。

经过 4 周共 4 次家庭治疗，获得了短期效果：孩子与父母共同拟定了学习成长方案，把中考和上普通高中作为第一目标，进职业高中为第二目标，参军或就业为第三目标……父母能够相互合作，对孩子的教育态度和方式一致，不袒护，不斥责，为孩子创设良好的家庭心理环境；孩子也树立了学习的自信心，能够集中注意力，自慰行为逐渐减少，表示好好学习，迎接中考。女主人公反复发作的胃部不适也减轻了。

问题①：此病例是否需要家庭评估和家庭治疗，其他还有什么样的病症？什么情况下，需要特别注意家庭评估和家庭治疗？

问题②：以上治疗过程属于家庭照顾的哪个等级？做到以上等级，需要全科医生掌握什么技能？

二、家庭访视任务模拟训练

家庭访视是社区卫生服务的一个基本内容，是全科医学服务团队为了促进和维持个体和家庭的健康而到居民家中进行的交往活动。家庭访视可以发现某些疾病诱因、协助疾病治疗和预防，还可促进医生和病人之间建立良好的互信关系，家庭访视可成为全科医疗服务的亮点。

家庭访视按照访视目的，大致有以下几种：①预防性家访：目的是预防疾病和健康促进。如计划免疫、卫生宣教等；②评估性家访：目的是对照顾对象的家庭进行评估，常用于有家庭危机或心理问题的病人以及老年、体弱或残疾人的家庭环境考察；③连续照顾性家访：目的是为病人提供连续性的照顾，常定期进行。主要用于患有慢性病或需要康复护理的病人以及临终的病人；④急诊性家访：目的是对病人临时问题或紧急情况进行的家访，如老年人不慎摔伤；⑤新生儿、产妇家庭访视。

家庭访视通常由全科医生或社区护士去做，需要消耗工作时间和精力，因此每一次家访必须确有必要，能产生一定的效果和效益。社区卫生服务中心/站、村卫生室等基层医疗单位应根据服务人群的实际需求，有计划地安排家庭访视工作，确定家庭访视对象、统筹安排、有效利用家访时间。

家庭访视过程要讲究艺术和有效性，医生必须做好各种准备工作，并遵循必要的原则：①家访前要明确此行目的任务，做好充分的准备，去后具体做什么心中有数；②家访要选择合适时间，早上不能太早，晚上不能太迟，不能在吃饭的时间去家访；③进入家庭要开门见山，说明来意、家访需要多长时间等，请求家庭给予配合；④尽量控制家访的时间，一般在0.5～1h，否则会影响家访效果，会令人厌倦；⑤家访时不能表现对某一家庭成员特别亲热，以免被认为结成不适当的同盟，而影响家庭关系；⑥家访时要注意观察每个家庭成员的反应，以便发现存在的问题；⑦家访结束时，要做简短的总结，告诉家庭本次家访结果，有必要时预定下次家访时间；⑧如果是出于调查研究的目的而进行家访，应注意宣传、教育并与医疗服务相结合；⑨家访时尽量不要接受家庭馈赠的物品，更不要与家庭结成超乎异常的关系。

家庭访视的程序和步骤：

1. 做好访视前准备工作，包括确定访视对象，查阅其健康档案，熟悉家庭一般情况及家访的目的、通过电话与家庭联系，核实访视时间、确切地址、路径，并简要了解服务对象的状态；根据访视目的准备家庭访视医用物品，如体温计、血压计、听诊器、手电筒、量尺、剪刀、止血钳、酒精、棉球、纱布、消毒手套、塑料围裙、口罩、工作衣等。同期如有多个服务对象需要家庭访视，则应依据病情轻重、有无传染性及人数多少合理访视排序。

2. 进行家庭访视，具体过程依据服务对象情况和家庭访视目的不同而不同。

3. 结束访视：整理用物，简要记录访视情况，依据访视对象具体健康问题，预约下次访视时间。

家庭访视任务：

1. 根据本节课案例描述的情节，分组进行家庭访视情景模拟训练，全科医生角色扮演过程中应体现出家庭访视应有的原则及步骤。

2. 某社区卫生服务站决定对服务辖区内某些家庭进行家庭访视，以评估家庭功能，建立家庭健康档案。学生两人为一组，分别扮演全科医生和受访的家庭成员，模拟家庭访视过程，做出家庭结构描述和家庭功能评估，并填写家庭访视记录报告。

家庭访视记录：

户主姓名____________　　　　编号____________

家庭住址：____

联系电话：________________　　　　家庭访视时间______________

主要问题（个别成员的问题或家庭问题）：____

主观资料：家庭成员的基本情况：

姓名	与户主关系	出生日期	性别	婚姻	职业	文化	主要健康问题

家庭结构：

1. 内在结构（简要说明）

2. 外在结构（用家系图表示）

家庭经济状况：（主要经济来源）

家庭生活周期：

家庭圈：

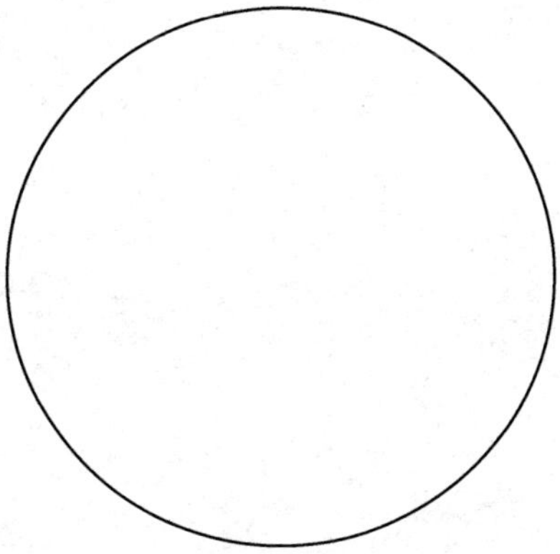

对家庭圈的简要描述：

家庭关怀指数评分及家庭功能状态的评定见下表：

家庭关怀指数测评量表

		经常	有时	很少
适应度	当我遇到问题时，可以从家人那里得到满意的帮助	□	□	□
合作度	我很满意家人与我讨论各种事情以及分担问题的方式	□	□	□
成熟度	当我希望从事新的活动或发展时，家人都能接受并给予支持	□	□	□
情感度	我很满意家人对我表达感情的方式及对我情绪的反应	□	□	□
亲密度	我很满意家人与我共度时光的方式	□	□	□

Family APGAR 得分__________

Family APGAR 评估：______________________________

家庭外资源的评估：（先做 ECO－MAP 图，然后做简略分析）

报告人：________　　班级：________　　学号：________

（代爱英　郭树榜）

实训六　社区诊断及社区调查案例分析

【实训目的与要求】

1. 理解社区诊断的用途。

2. 通过社区诊断，掌握各种统计指标的应用，学会建立社区健康档案。

3. 建立以社区为范围、预防为先导的健康照顾理念。

【实训方法与步骤】

1. 提供给学生社区诊断报告实例，要求学生找出欠缺的资料还有哪些。

2. 理论课上布置暑期校外实践的课题，要求学生利用暑假期间到自己家庭所在社区卫生服务中心或村卫生室进行见习调研，了解当地社区卫生服务中心及村卫生室的医疗卫生服务是否提供了全科医疗服务，是否提供了以社区为范围的健康照顾？是否做了社区诊断？若无，则利用自己所学知识，帮助其做一个社区健康调查和社区诊断。

【实训内容】

社区诊断报告实例一：山西省霍州市开元社区卫生服务中心社区诊断报告

开元社区卫生服务中心位于霍州市东面，西起火车路以东，东至贾村西张路以西，南至南涧河，北至北涧河，面积约 4.9 平方公里，辖区居委会 7 个，3 个校区，人口共计 28987 人。社区人口特点为：①以常住人口为主，居委属性较为稳定；②经济水平较富裕；③对健康需求较高。

一、社区人口资料

社区常住人口：14128 人。

暂住人口：8862 人。

其他：5997 人。

二、社区目前 10 种常见病的顺位

序号	疾病名称	序号	疾病名称
1	上呼吸道感染	6	过敏性疾病（包括皮肤病）
2	气管支气管炎肺炎	7	失眠及精神紧张
3	胃肠功能紊乱	8	风湿性骨关节病
4	高血压（含复诊）	9	糖尿病（含复诊）
5	急性胃肠炎	10	妇科及泌尿道感染

三、社区的主要健康问题

社区健康问题依次为：慢性疲劳综合征约占 46%、血脂异常约占 25%、高血压约占 17.8%、冠心病约占 3.2%、糖尿病约占 2.7%、脑卒中约占 2.3%。

四、社区慢性病患者防治调查

慢性非传染性疾病的控制情况总体良好，但部分人群因过度依赖大型综合医院和专科医生，过度相信药物的效果而没有采取综合的防治措施。其中，过度依赖大医院专科医生的约占 26%、过度相信药物效果的约占 30%、忽视健康教育与生活方式及行为干预的约占44%。

五、不同人群的高危因素

40岁以上高危因素：

1. 超重
2. 早发心脑血管家族史
3. 精神及工作压力大
4. 日常应酬多：吸烟、大量饮酒、高脂血症、高盐及高热量膳食
5. 以脑力劳动为主，缺乏运动
6. 对大医院、专科医生过度信赖，过度相信药物的治疗效果，忽略了日常的综合干预，对血压、血糖定期检查不重视，容易引起并发症。

60岁以上高危因素：

1. 高龄
2. 吸烟
3. 血脂异常
4. 部分退休人员心理空虚和落差明显容易出现情绪上较大幅度的波动。
5. 对大医院、专科医生过度信赖，过度相信药物的治疗效果，忽略了日常的综合干预，对血压、血糖定期检查不重视，容易引起并发症。

六、社区居民的健康需要情况

1. 就医流向

到大医院就诊占10%；到就近的诊所或社区卫生服务中心（站）占19%；自觉症状轻，无需处理占27%；自己购药物或家庭自备药品占44%。

2. 对社区卫生服务的利用率

日常保健及体检占3%；日常咨询指导占4%；购药10%；全科诊疗服务占15%；预防接种占5%。

此外，居民还要求社区卫生服务中心增加多种检查、体检项目，要求更进一步增加家庭服务开设家庭病床、家庭访视等服务，多给居民提供健康教育专题讲座，到社区宣传栏中出宣传资料。

七、干预措施

（一）加强慢性病防治知识的宣传，提高居民的知晓率及慢性病危害的认识

1. 对居民宣传定期随访、日常监测的重要性。
2. 全科医生除做好诊疗服务外，还必须有一定的时间深入社区家庭，进行个体的健康教育和相对应的健康指导。
3. 在社区卫生服务中心播放录像，通过多媒体对社区居民进行健康教育，提高居民的健康意识，改善不良的生活方式和行为，杜绝慢性病的发生。

（二）加大筛查措施及力度

1. 认真落实社区医生的首诊测血压制度，发现异常进行排查，特别是35岁以上的门诊病人。
2. 抓好慢性病防治的关键点，“三个环节”和“三个人群”在管理高危人群中能够及时发现异常及时转诊，保证健康及安全，把“慢性病”筛查项目纳入到常规体检项目中。
3. 开展对高危人群“随机血糖”和IGT（糖耐量检查）项目。

（三）对全科医生进行培训，强化理念，发挥社区卫生服务的团队作用。

二〇〇七年十二月

引自：http://www. sxws. cn/sanitation/web/Community/CommIndex. aspx? UnitID＝71804（霍州市开元社区卫生服务中心网站）

【实训技能要求】

1. 根据以上社区诊断报告，参照杨秉辉主编的《全科医学概论》第七章，回答：①什么是社区诊断；②为什么要做社区诊断；③社区诊断包括哪些内容；④怎样进行社区诊断?

2. 指出这份社区诊断报告的优点和欠缺是什么？如果你是本社区的全科医生，还应该补充哪些资料?

社区诊断报告实例二：××街道社区卫生服务中心社区诊断报告

社区诊断是社区开展综合防治之前，为摸清本社区慢性非传染性疾病（以下简称慢性病）基本情况及危险因素，了解社区相关背景材料与社会支持系统，分析社区卫生服务的实际需求，综合确定健康优先解决问题，为社区慢性病综合防治提供依据。

本社区在实际工作中，自××××年开始，经过×年的努力，近期完成了社区调查及有关资料的收集整理和分析工作，现报告如下：

概况

××街道原为××区××镇，××××年改为街道，位于深圳×部。属××××气候，四季××，全年平均气温××度，平均相对湿度××%，年降水量××毫米。

××居委位于××镇×部，辖区总面积××平方公里，有××户××人。我社区现有常住人口××户××人，共分为××个居民小组。2005年，居民人均纯收入××元，人均可支配收入达××元，居民人均居住面积××平方米。

社区居民主要从事××业、××业，辖区企业发达，群众安居乐业，人口相对稳定。社区合作医疗制度健全，运转良好，保证了社区居民的基本医疗费用。

社会人口学诊断

我社区2005年底总人口为××人，男女比例为××∶××，其中60岁以上老年人××人，所占比例××%，7岁以下儿童××人，所占比例××%，2005年出生率为××‰，死亡率××‰，人口自然增长率××‰。平均期望寿命××岁。其中男性××岁，女性××岁。提示：该社区为老龄化社区。

流行病学诊断

1.1　社区健康与疾病状况（现有资料分析）

1.1.1　近3年居民粗死亡率××%

1.1.2　××居委近3年居民死因顺位：依次为：脑血管病、恶性肿瘤、呼吸系统疾病、损伤与中毒、心脏病、消化系统病、精神病、泌尿生殖系统病、内分泌代谢病、传染病与寄生虫病。

1.1.3　××居委近3年主要慢性病死亡率变化趋势：近3年来，影响社区居民健康的主要慢性病的死亡率一直居高不下，其中，脑血管病的死亡率有上升的趋势。

1.2　流行病学调查

1.2.1　调查人群基本情况　本次调查借助健康档案的建立，累计为××户家庭、××人建立了家庭健康档案。

1.2.2　患病率情况　经过调查发现，按照发病率高低排位依次为高血压、胃及十二指肠疾病、结石、慢性肝病、恶性肿瘤、冠心病、糖尿病、脑血管病、其他心血管病、其他慢性病。高血压患者发现率××%，糖尿病患者发现率××%。另本社区有肢体、聋哑、智障、盲人等残疾病人××名，精神残疾病人××名，虽然人数占总人口比例不多，但因为大多属于劳动能力丧失者，对家庭的生活质量造成了较大的影响。这些人是社区康复的主要对象。

1.3　几种主要慢性病的患病率特点与流行病学特征

一般高血压患者占社区≥35 岁人群的××%，远远超过我社区已知有高血压病史者，说明高血压漏诊较多，应落实好 35 岁以上首诊病人常规血压测量制度。既往高血压患者中，不服药的占××%，这可能是导致本地脑血管病死亡率偏高的主要原因之一。显示了高血压病人系统管理在本社区的特殊地位。

常见慢性病的阳性家族史统计学分析显示：高血压、糖尿病、肿瘤、结石的发病与遗传有关。

1.4　人类学定性调查结果

1.4.1　当地主要的健康问题　召开社区部分领导和医务工作者座谈会，他们认为：影响社区居民的主要疾病是高血压，其病因可能与不良生活方式有关。

1.4.2　需要的主要卫生服务　社区医务工作者认为，应普及健康教育，加强卫生宣教力度，改善不良生活方式，提高居民自我保健意识；社区居民希望能得到较好的区域卫生服务，定期体检，降低医疗费用。

行为环境诊断

2.1　行为因素分布

行为因素的分布及顺位：依次为不参加体育锻炼、生活无规律、吸烟率、饮酒率、超重、口味重、饮浓茶。

危险因素分析：与本地高发慢性病有关的主要行为危险因素是社区居民缺少体育锻炼、生活不规律、超重、口味偏咸、烟酒嗜好、饮用水源和饮水习惯。

卫生资源诊断

3.1　组织资源　街道、社区成立了社区卫生工作领导小组，并组织有关部门参加作为成员单位。本次健康档案建立和调查工作市里统一布置，区卫生局负责协调工作，社区以及社区卫生服务机构负责实施。

3.2　人力资源　市政府成立了社区卫生服务领导机构；卫生局以及街道成立了社区卫生服务领导小组；社区内成立了社区卫生服务工作小组，负责各社区内的综合防治工作；疾病预防控制中心也抽调专职人员参与健康教育等慢性病防治工作，参与方案资料的收集与整理、阶段性监测与日常管理。

3.3　经济资源　有关部门发放社区卫生服务专项资金，现已陆续到位。各合作单位在人力、物力、财力上给予了大力支持，保证了社区卫生服务的顺利进行。

政策环境诊断

4.1　政策环境　根据中共中央国务院《关于卫生改革与发展的决定》中积极发展社区卫生服务的精神，努力推动以社区为基础，以健康促进为主要手段的慢性病综合防治工作，控制慢性病的发病率和死亡率，提高居民健康水平，延长居民健康寿命。

4.2　经济环境　近 3 年来，我街道国民经济持续快速发展，综合经济实力有了显著增强。人均国内生产总值达××万元，比上年增长××%。

4.3　社会环境　本街道企业发达，居民住房宽敞，经济收入稳定，群众安居乐业，积极关心并参与社区的各种活动。生活富裕了，人们更加重视健康，迫切需要掌握一些卫生保健知识，提高自我保护意识，减少疾病的发生。

卫生服务需求调查

对当地部分卫生行政人员和社区医务工作者进行无记名调查。提示：社区应进一步加强健康教育和健康促进工作，努力改善社区生活环境。政府部门应对社区卫生工作给予高度重视，并严格控制不必要的医疗开支，降低医疗成本。如果条件允许，应定期对社区居民进行体格检查，做到以一级预防为主，二、三级预防并举。

社区诊断小结

5.1　主要的卫生问题

5.1.1　主要疾病　死因监测（死亡率排序）：脑血管病、恶性肿瘤；基线调查（现患率排序）：高血压、慢性胃病、结石。

5.1.2　主要危险因素　缺乏体育锻炼、生活无规律、吸烟、过量饮酒、超重、口味重、饮浓茶。

5.2　环境支持系统现状

社区政策、经济、社会环境有利于开展慢性病的综合防治工作。政府部门支持，卫生部门协调，群众积极参与，综合防治工作定会取得良好的社会效益。

5.3　今后工作重点

在政府领导的支持下，推广全科医疗服务。利用三级医疗保健网，依靠乡村医生队伍，针对当地高发疾病，积极开展社区综合防治工作，加强对受众心理、传播途径和传播效果的分析与评价。把慢性病防治纳入农村医疗保健，全面深入地搞好社区健康教育和健康促进，提高居民自我保健意识，改善不良生活行为，降低或消除危险因素，减少慢性病的发生，以达到全民健康的目的。

（引自：http://jiningjing.blog.163.com/blog/static/11325105520100163855989/）。

【实训技能要求】

根据以上社区诊断报告，指出这份社区诊断报告的优点和欠缺之处，如果你是本社区的全科医生，还应该补充哪些资料？

拟定一份针对本社区的疾病筛查计划，并拟定本社区自我保健管理活动计划。

校外实践课题

要求学生利用暑假期间到自己家庭所在社区卫生服务中心或村卫生室进行见习调研，了解当地社区卫生服务中心及村卫生室的医疗卫生服务是否提供了全科医疗服务，是否提供了以社区为范围的健康照顾？是否做了社区诊断？若无，则利用自己所学知识，帮助其做一个社区健康调查和社区诊断。

要求在学期末放假之前，结合自己学习的流行病学、预防医学知识，预先确定调研主题和目的，制订调研计划，并咨询指导老师，学校放假之后，深入自家所在社区或村庄进行调研或见习，调研及见习的主要内容可以参选以下所列：

（1）是否进行了社区诊断，协助完成社区诊断，建立健全社区健康档案。

（2）基层医疗机构如何进行传染病管理，怎样履行疫情报告程序。

（3）社区环境污染物分析及社区居民对维护环境卫生、公共场所吸烟的态度调查。

（4）辖区内职业人群分布及职业危险因素调查。

（5）慢性非传染性疾病的主要危险因素分析及其监控。

（6）社区慢性病的现况调查。

（7）社区卫生资源的分析。

（8）妇幼保健的主要工作内容与方法。

（9）社区诊所一周就诊情况分析。

（10）本社区食品卫生安全方面问题的分析

（11）绘制本社区上年度疾病谱。

（12）居民营养状况与营养性疾病的调查与预防。

（13）食物中毒的调查、处理及预防措施。

（14）健康教育及其效果评价。

（15）随同当地诊所医生做一次家访、或进行一次个体化病人教育，包括教育、咨询、评价等。

（代爱英　路陶生）

实训七　临床预防医学服务情景模拟训练

【实训目的与要求】

1. 掌握临床医学服务的服务内容，学会临床场所实施健康咨询、机会性就诊，并根据患者情况拟定周期性健康检查计划。

2. 通过实训促使学生建立以预防为先导的健康照顾理念。

【实训方法与步骤】

1. 由教师设计案例一，让学生对案例中的患者和接诊的全科医生进行角色扮演，模拟患者到全科诊所就诊时，全科医生为其进行健康咨询的情景。

2. 由教师设计案例二，让学生对案例中的患者和接诊的全科医生进行角色扮演，模拟患者到全科诊所就诊时，全科医生为其进行机会性就诊的场景。

3. 由教师设计案例三，让学生对案例中的患者和接诊的医生进行角色扮演，模拟患者到全科诊所就诊时，全科医生为其拟定一份针对性、个性化的周期性健康检查计划的情景。

以上三项临床预防服务能力实训课，每个班分四个活动小组，每个小组推荐出两名同学，分别扮演患者和全科医生。情景对话由小组成员集体讨论决定。

【实训内容】

一、健康咨询的情景模拟——角色扮演

案例一：患者××，男，50岁，反复头痛、头晕1月余，无恶心、无呕吐。饮酒20年，近10年每天2餐白酒，每餐2两，好吃咸菜，爱吃红烧肉，父亲于65岁死于脑出血。本次和老伴一起来就诊，据老伴讲，他平素身体很健壮，退休后喜欢打麻将。曾查出过高血压，但一直没有什么症状，医生曾建议吃药，但觉得没有啥不舒服，从未吃药治疗。

查体：体温36.2℃，脉搏96次/分，呼吸20次/分，血压180/110mmHg（1mmHg＝0.133 kPa），面红，体型稍胖。

实训要求：采用个体谈话的方法为其进行健康咨询（health counseling），咨询过程要按照健康咨询的步骤进行，体现出健康教育专业性（参考杨秉辉主编的《全科医学概论》教材第3版第122页）。

二、机会性就诊的情景模拟和社区高血压管理流程图的使用

案例二：患者××，女，3岁半，由奶奶和妈妈带其来诊。咳嗽、倦怠1天余，轻度发热，检查咽部充血，心肺正常。以病毒性感冒给相应常规处理，嘱咐患儿家长给孩子按时服药，观察孩子体温情况及病情变化，3天左右复诊。患儿母亲随即带患儿回家，患儿奶奶表情焦虑，留下继续问了很多问题，脸部微微渗出细小汗珠。全科医生注意到这位老人体型偏胖，语速很快，絮絮叨叨，说老人照顾孩子就怕有个闪失，这感冒好像是自己照顾不好的责任……。全科医生和其进行了交流，引开话题，询问她的健康情况，并给以血压测定，结果发现老人血压152/110mmHg。最后确诊为高血压。

实训要求：

（1）由学生分组讨论情景对话内容，进行角色扮演，模拟此场景。

（2）问题讨论：这个发现高血压的过程是全科医生临床预防医学服务中的哪项内容？属于疾病筛查的哪种情况？

（3）问题讨论：发现血压初次测定的这个结果之后，全科医生接下来应该怎么处理？是立即告知她患有高血压疾病，并给予药物治疗吗？

可参照社区高血压管理流程图（见杨秉辉主编的《全科医学概论》教材第3版第129页）。

三、拟定周期性健康检查计划

案例二：患者××，女，58岁，腹胀、腹痛2天余，无腹泻，无便血。曾自行服用吗丁啉，曾患有溃疡性结肠炎5年多，每年均有病情发作，2个多月前结肠炎症状消失，目前按医嘱坚持服用奥沙拉嗪，每天3次，每次3片。本人担心此病复发，前来就诊。患者为家庭妇女，全科医生与其进行充分交流，发现其最近生活风平浪静，无刺激性事件，心情愉快。饮食方面与往常一样，无暴饮暴食、无不洁变质及生冷刺激食物食用。疼痛有特点，先是右上腹痛，后以右后方的肩胛骨下面疼痛明显。体征检查发现，右上腹部有压痛，并有腹肌紧张。给予大便常规检查，未发现异常。给以腹部B超检查，发现胆囊肿大、囊壁增厚，按急性胆囊炎给以治疗。3天后前来复诊，病情基本好转。

实训要求：

请根据这名患者情况，复诊时为其设计一份周期性健康检查的计划，并按照健康检查计划的表格形式绘制计划表（请参考杨秉辉主编的《全科医学概论》教材第3版第138页）。

（代爱英　侯锋伟）

第三篇　全科医学适宜技术实践

模块教学提要：

针对全科医师岗位要求的基本技术，本篇设置了以下几个实验实训课程内容：居民健康档案的建立与管理、常见社区健康问题的全科医学处理、全科医疗资源的协调与运用等，以期达到早期接触临床、早期接触全科医疗服务的目的，以此拓宽全科医学实践教学的途径，一定程度上弥补全科医学实践教学基地尚不成熟的现状。

实训八　建立居民个人健康档案

【实训目的和要求】

1. 理解建立居民健康档案的重要性。

2. 熟悉山东省居民健康档案的文本格式、结构及内容。

3. 了解山东省居民健康档案建立与管理的现状。

4. 通过建立一份山东省居民健康档案，熟悉建立健康档案的方法步骤，掌握建立居民健康档案的技术要点。

【实训内容和方法】

1. 健康档案的作用

《以建立健康档案为基础，强化全科医学实践教学》一文的摘要：**目的**　通过以建立健康档案为基础，突出全科医疗服务特性的实践教学，提高学员全科医疗服务的综合能力；**方法**　在老师的带教下，学员与病人及其家庭通过建立健康档案形成相对固定的服务关系；学员定期上门提供全科医疗服务；调查病人对学员上门服务工作及全科医疗服务能力的评价状况。**结果**　通过实习，学员能基本提供集防、治、保、康一体的服务；病人最满意的服务是生活方式与合理用药指导等，而最需加强或改善的服务是疾病诊疗、建立家庭病床和保健咨询等；病人及其家庭对学员全科医疗服务能力的评分在实习后期与实习前期间差异有显著性意义（$P<0.01$）。**结论**　以建立健康档案为基础的全科医学实践教学，能体现全科医疗的服务特性，有效提高学员全科医疗服务能力；全科医学实践教学应强化对学员基本医疗服务能力的培训［解军．以建立健康档案为基础，强化全科医学实践教学．中国全科医学，2005，(13)］

实训要求：

根据以上材料，体会健康档案的作用，并思考建立居民健康档案的目的是什么？

2. 健康档案的建立途径

健康档案可分为个人健康档案、家庭健康档案和社区健康档案，分别是针对个人、家庭和社区提供健康管理服务的依据。

个人健康档案的建立：社区居民要每人建一份个人健康档案，根据居民类别（儿童、妇女和老人）在建立个人健康档案的基础上相应地建立保健记录，有慢性病者还要建立慢性病随访记录。每次就诊，医务人员要认真书写，按规定格式要求完整记录。会诊时由经治医师调档、记录有关会诊情况。如有转院或转回，事后要及时将有关转诊、住院期间的问题、处理经过及结果等录入健康档案。

家庭健康档案的建立：一般在首次建档时，完成其主要内容的记录，待家庭发生变动或结合社区实际情况再补充或增加有关内容。家庭主要问题目录随时记录。

社区健康档案的建立：一般在首次建档时，完成其主要内容的记录，待社区实际情况发生变化后，再补充或增加有关内容。

实训要求：

利用网络搜索功能查看健康档案建立和利用方面的媒体报道及文献资料，了解山东省健康档案建立的方法和进度。

3. 健康档案建立的技术要领

某年某地全科医师执业资格考试，其中实践技能操作部分，考题是要求考生建立一份健康档案，考官观察考生建立过程的言行举止和健康档案完成的质量，以此评判该生的实践技能水平和综合能力。以下是一份全科医学实践技能操作考试的评分表。

健康档案建立的技能评分表

评分项目	测评指标	分值	评分标准	扣分项目	得分
建立个人健康档案（30分）	个人一般情况表	6	项目完整		
	主要问题目录	8	问题序号（2分）、诊断日期（2分）、问题名称（2分）、处理情况（2分）		
	问题描述	12	S（3分）O（3分）A（3分）P（3分）		
	主要问题流程表	4	有（2分）、内容完整（2分）		
建立家庭健康档案（30分）	家庭基本情况	6	项目完整		
	家庭评估资料	14	家庭生活周期（3分）、家庭资源（3分）、家系图（4分）、家庭功能（4分）		
	家庭主要问题目录	10	序号（2分）、问题（2分）、发生时间（2分）、记录时间（2分）、问题描述（2分）		
以人为中心，运用生物-心理-社会医学模式（20分）	生物-心理-社会医学模式	10	询问病史涉及就诊者的心理（3分）、家庭（3分）、社会（4分）方面的问题		
	分析处理问题	10	根据获得的资料综合分析判断病人情况，并做出恰当处理		
医患沟通（20分）	语言沟通技巧	5	心境良好，无匆忙、勉强、厌烦情绪（1分），善用开放式和封闭式提问（2分）及美好语言（2分）		
	非语言沟通技巧	5	恰当的副语言（2.5分）和肢体语言（2.5分）		
	倾听技巧	5	耐心倾听（1分）、适当反应（2分）、保持中立（1分）、避免交锋（1分）		
	向病人解释	5	范畴恰当（2分）、原则准确（2分）、病人满意（1分）		
合计		100			

（参考新浪博客：http://blog.sina.com.cn/s/blog_7162caed0100nedt.html）

实训要求：

参考以上评分表，按照下面设定的场景，进行情景模拟和角色扮演，模拟个人健康档案的建立过程，完成一份健康档案的填写。

场景设计：假定有两个患者，一个是重感冒，一个是因不洁饮食导致腹泻的患者。他们都是首次走进社区卫生服务站看病。利用这个机会，全科医生决定为他们建立居民健康档案。

具体实验步骤：①把学生分为若干实验组。②每个组选定一个同学假定是上面的患者之一（任选其一），再选定一个同学作为他的亲戚朋友或家人，陪她/他一同来，时间假定是春节期间，其他同学分别假定是社区卫生服务站的全科医生、社区护士、药剂师等。③通过询问、检查等手段采集信息。④每组分别完成一份健康档案信息的采集和填写，作为实验报告上交。

附：山东省居民健康档案

家庭档案编号：________

山东省居民健康档案

市__________　　区（县、市）_________

街道_________　　居委会_________

户主姓名_______　　联系电话_________

家庭地址_________路_________小区_______楼号　_________单元_____室

建档单位_________　　建档医生　_______

建档日期_________　　年_____月_____日

家庭健康档案

1. 家庭成员一览表：

编号	与户主关系	姓 名	性别	出生日期	身份证号码*	居住状况
01						
02						
03						
04						
05						
06						
07						

[与户主关系：1）户主　2）配偶　3）子女　4）（外）孙子女　5）父母　6）（外）祖父母　7）兄弟姐妹　8）其他；居住状况：1）本地户籍常住　2）本地户籍不常住　3）外地户籍常住　4）不详]

2. 住房类型：1）平房　2）楼房　居住面积（m^2）________

3. 厕所类型：1）坐式抽水式马桶　2）蹲式冲水式厕所　3）公共厕所　4）其他______

4. *家庭人均月收入（指全家成员月收入除以家庭人口数）：______元

5. 是否低保户　1）是　2）否

6. 通常每个月吃______斤植物油、______两盐

7. 家系图*

备注：*表示选填项目

个人健康档案

1. 人口学资料

居民姓名________　个人档案编号：________

工作单位 ________________　联系电话____________　E-MAIL* ____________

邮政编码 ________

建档医生________　建档日期______年______月____日____

1.1　性别　1）男　2）女　☐

1.2　出生日期______年____月____日

1.3　民族　01）汉族　02）回族　4）其他______　☐

1.4　文化程度　1）文盲半文盲　2）小学　3）初中　4）高中或中专　5）大专及以上　6）不详

1.5　职业　1）农林牧渔水利业生产人员　2）生产运输设备操作人员及有关人员　3）专业技术人员　4）办事人员和有关人员　5）商业、服务业人员　6）国家机关、党群组织、企事业单位负责人　7）在校学生　8）家务　9）待业　10）离退休人员　11）婴幼、学龄前儿童　12）军人　13）其他劳动者　☐☐

1.6　婚姻状况　01）未婚　02）已婚　03）丧偶　04）离异　5）其他　☐

1.7　医疗费支付类型　01）全公费　02）部分公费　03）城镇职工医疗保险　04）城镇居民医疗保险　05）商业医疗保险　06）新型农村合作医疗　07）贫困救助　08）全自费　09）其他　☐

2. 生活行为习惯

2.1　吸烟

2.1.1　到目前为止，你是否吸足了 100 支烟？　☐

1）是　2）否（转至 2.2）

2.1.2　你是否现在还在吸烟？　☐

1）是　2）否（转至 2.2）

2.1.3　最近 1 个月内，您平均每天吸多少支烟？　☐☐

2.1.4　过去 1 周中，您平均每天有多长时间处于其他人吸烟的烟雾中？　☐

①没有　②0～15 分钟　③16～30 分钟　④31～60 分钟　⑤61 分钟～2 小时　⑥2 小时以上

2.2　饮酒

请您回忆在过去一年里的饮酒情况，填写下表。

酒类	不喝	平均饮酒次数（选择其一填写）	次数	平均每次饮酒量
高度白酒（>40 度）	☐	○每天　○每周　○每月　○每年		两
中度白酒（20～40 度）	☐	○每天　○每周　○每月　○每年		两
葡萄酒、黄酒、米酒	☐	○每天　○每周　○每月　○每年		两
啤酒（1 杯＝250 毫升）	☐	○每天　○每周　○每月　○每年		杯

2.3　体力活动

2.3.1　过去 1 年里，您从事的工作劳动强度主要属于下列哪一种？　☐

1）极轻（卧床或很少活动）　2）轻度（办公室工作、修电器钟表、酒店服务员、讲课等）　3）中度（学生日常活动、汽车驾驶、电工安装、金属切削等）　4）重度（非机械化农业劳动、炼钢、舞蹈、体育运动、装卸）　5）极重

2.3.2　过去一年，你是否进行体育锻炼或运动？ □

1）是　2）否（转至2.4.1）

2.3.3　您体育锻炼的主要类型是什么？ □□

1）慢跑　2）气功　3）太极拳　4）跳舞　5）散步　6）游泳　7）登山　8）速跑　9）球类运动　10）其他______

2.3.4　过去一年，您平均锻炼的次数？ □

1）每天锻炼　2）每周3次及以上　3）每周1～2次　4）每月1～3次　5）基本不锻炼

2.3.5　平均每次锻炼的时间是多少分钟？ □

1）＜10分钟　2）10分钟～　3）20分钟～　4）30分钟～　5）1小时以上

2.4　其他

2.4.1　你平时的膳食习惯如何？ □

1）荤素均衡　2）荤食为主　3）素食为主　4）嗜盐　5）嗜油　6）嗜糖　7）其他

2.4.2　您平时心理状况如何？ □

1）正常　2）紧张　3）忧虑　4）失眠　5）不详

2.4.3　您平时每天睡眠______小时，睡眠情况如何？ □

1）正常　2）入睡困难　3）早醒　4）梦游

3. 健康状况

3.1　健康问题目录（既往史和现病史）

疾病名称（编码）	诊断日期	诊断单位	处理情况	转归情况
（　）		□□		
（　）		□□		
（　）		□□		
（　）		□□		
（　）		□□		
（　）		□□		
（　）		□□		

诊断单位：1）省级医院　2）市地级医院　3）县区级医院　4）街道/乡镇医院
5）学校单位医院　6）村卫生室　7）个体诊所　8）未就诊　9）不详

3.2　家族史

3.2.1　（外）祖父 □□/□□/□□/□□/□□/□□/□□/其他______

3.2.2　（外）祖母 □□/□□/□□/□□/□□/□□/□□/其他______

3.2.3　父亲 □□/□□/□□/□□/□□/□□/□□/其他______

3.2.4　母亲 □□/□□/□□/□□/□□/□□/□□/其他______

3.2.5　兄弟姐妹 □□/□□/□□/□□/□□/□□/□□/其他______

1）高血压　2）高血脂　3）冠心病　4）脑卒中　5）乳腺癌
6）肺癌　7）肝癌　8）胃癌　9）食道癌　10）卵巢癌
11）结肠癌　12）直肠癌　13）糖尿病　14）血友病　15）精神病

16）肥胖　　17）癫痫　　18）高度近视　19）哮喘　　20）拒绝回答

3.3　血型　1）A　2）B　3）O　4）AB　5）Rh 阴性　6）不详　□

3.4　过敏史　1）无　2）青霉素　3）磺胺　4）其他________　9）不详　□

3.5　暴露史　1）无　2）化学品　3）毒物　4）射线　□

3.6　遗传病史　1）无　2）有：疾病名称______　□

3.7　有无残疾　1）无残疾　2）听力残疾　3）言语残疾　4）肢体残疾　5）智力残疾　6）视力残疾　7）精神残疾　□

4. 体格检查

4.1 身高（厘米）	□□□.□	4.2 收缩压/舒张压（mmHg）	□□□/□□□
4.3 体重（千克）	□□□.□	4.4 空腹血糖（mmol/L）*	□□□.□
4.5 腰围（厘米）	□□□.□	4.6 餐后 2 小时血糖（mmol/L）*	□□□.□
4.7 臀围（厘米）	□□□.□	4.8 甘油三酯（mmol/L）*	□□□.□
4.9 体重指数（BMI）	□□□.□	4.10 总胆固醇（mmol/L）*	□□□.□
4.11 视力	左眼□.□ 右眼□.□		

个人健康状况评价表

档案号			姓名
性别			年龄
家庭地址			联系电话
社区卫生服务机构			责任医生
目前健康状况			
危险因素	□无 □吸烟 □饮酒 □肥胖 □其他________		
危险因素控制方式	□戒烟 □健康饮酒 □饮食 □锻炼 □流感疫苗接种 □肺炎疫苗接种 □其他________		
体格检查结果			
体检指标	检查结果		参考值范围
身高			cm
体重			kg
体重指数			18.5～23.9（kg/m^2）
腰围			男性<90cm 女性<85cm
血压			<120/80（mmHg）
空腹血糖			<6.1（mmol/L）
总胆固醇			<5.18（mmol/L）
甘油三酯			<1.70（mmol/L）

友情提示：根据您提供的个人健康信息，我们对您的健康状况进行了综合评价。您的本次体检结果：同时作为一名患者，建议您经常进行身体检查，根据医生的建议，调整生活行为。

（代爱英　刘明哲）

实训九　医患关系沟通技巧训练

【实训目的与要求】

1. 理解医患交流与沟通的重要性。

2. 掌握医患沟通的要点。

【实训方法与步骤】

1. 提供案例，根据案例场景及对话内容，安排两组学生进行情景演示或要求学生仔细阅读案例。

2. 根据案例演示的情况或自己阅读的情况，分组讨论发言，阐述案例中交流沟通方面存在的问题。

3. 指导老师于学生发言讨论之后，做总结点评。

【实训内容】

案例 1

（某社区医疗诊室，一位慢性阻塞性肺病（COPD）老年男性患者长期接受社区医生健康照顾）

医生：早晨好！

患者：早晨好！

医生：您最近怎样？

患者：最近不太舒服，咳嗽、喘憋有所加重。

医生：着凉了吗？

患者：前天寒流时外出未多穿衣服，可能有着凉，有点流鼻涕。

医生：发热吗？有没有胸痛？

患者：没有。

医生：晚上睡得怎样？

患者：除了有点憋，还可以。

医生：痰多吗？什么颜色？

患者：与平时差不多，白色黏痰。

（医生为患者做了体检）

医生：我建议您拍张胸片。

患者：不用了吧。老毛病了，开点药就行了。

医生：好吧。

（为患者开了处方，送患者出门。2 天以后，同一诊室，同一患者复诊）

医生：您好些了吗？

患者：不行。喘得越来越重了。

（医生再次为患者做胸部查体）

医生：您要马上拍胸片，做心电图。

（心电图报告窦性心动过速，QRS 低电压，胸片报告左侧气胸，肺被压缩 40%）

医生：您现在发生气胸了，应马上到医院治疗，我叫救护车送您去。

（医生护送患者到上级医院就诊）

指导老师点评：医生的思路是正确的，但与患者的沟通不足，导致诊断延误两天。

患者首次就诊时医生建议患者做胸部 X 线检查，说明医生想到了 COPD 的常见并发症是感染或气胸或肺大疱，胸部查体也可能有异常发现。胸部 X 线检查是明确或排除上述并发症最常用的有效手段。医生在首次建议遭到患者拒绝时，应进一步就检查的必要性向患者讲明，并将自己的怀疑告诉患者，就病情方面进行充分的沟通。但医生没有这样做，在患者的大意之下动摇了，导致诊断延误。这是发生在长期慢性病患者之中最常见的麻痹大意现象。医生应针对患者的这种心理进行充分的交流，说服患者接受自己的建议。

案例 2

（某社区诊室，一位中年妇女前来咨询）

医生：早晨好！

咨询者：早晨好！

医生：请坐。

咨询者：谢谢！大夫您说乙肝是个什么样的病？

医生：是由乙肝病毒引起的，以肝脏炎症和坏死病变为主的传染病。

咨询者：是传染病呀！那患乙肝的人还能到处走吗？要不要隔离？

医生：当然要隔离。

咨询者：我要告诉我闺女不准跟他男朋友接触了。她男朋友是乙肝！

（站起来欲向外走）

医生：请等一等。您把详细的情况说一下好吗？

咨询者：前几天我闺女单位组织查体，我闺女把他男朋友的化验单也带回来了。我邻居在医院做护士，就请她看了化验单，她说我闺女的化验单正常，那个男孩的乙肝表面抗原阳性，是乙肝。

医生：他的肝功正常吗？

咨询者：肝功是正常的。

医生：如果肝功正常，血清 HBsAg 阳性持续超过 6 个月以上者，称为慢性乙肝病毒携带者。我国是乙肝病毒的高度流行区，乙肝病毒表面抗原携带率在 8%～20%，因此我国至少有 1/10 的人血清乙肝表面病毒抗原阳性。

咨询者：乙肝病毒表面抗原阳性的人会传染别的人吗？

医生：慢性乙肝病毒携带者是主要的乙肝传染源。传染性的大小与病毒在体内复制指标如 HBeAg（e 抗原）、HBVDNA（乙肝病毒 DNA）、HBVDNAP（乙肝病毒 DNA 聚合酶）是否阳性有关。

咨询者：怎么才能知道传染性大小呢？

医生：可到传染病医院或有条件做上述检测的上级医院做进一步检查，根据检测结果再做决定。

咨询者：谢谢医生。您这一说我明白了，这就回去告诉我闺女。

医生：再见！

指导老师点评：这位医生与患者的沟通做得很好。及时地捕捉到了来诊者的目的。当询问者主观认为“乙肝病毒携带者”就等于“乙肝患者”时，医生及时发现了这个问题，把有关“乙肝病毒携带者”的信息详细告知了咨询者，并提出了正确的建议，避免了由于咨询者的主观臆断而导致的错误行为。

（注：以上两个案例引自广西医科大学《全科医学概论》精品课程网站）

（郭树榜　孙甲太）

实训十　家庭访视视频播放及问题讨论

【实训目的和要求】

1. 初步了解全科医生家庭访视的内容与工作方式。

2. 掌握需要家庭访视的适应范围。

【实训方法和步骤】

1. 由教师准备家庭访视场景的教学录像，播放录像后要求学生讨论并回答问题。

2. 布置家庭访视任务，组织学生模拟训练。

3. 阅读文献资料，了解慢性病管理中的家庭访视。

【实训内容】

一、急性事件家庭访视

急性事件家庭访视需要全科医生对本社区的环境及资源比较了解，且对社区急症的处理技术比较娴熟。全科医生应掌握急性包扎、止血、急性发热、急性腰背痛、急性软组织扭伤等急性事件处理的基本技能。全科医生对社区和家庭情况比较熟悉，距离近，具备可以第一时间出现在现场的优势；且简单的初步处理可以缓解紧急病情，为进一步的治疗争取到时机，对患者非常必要。

（一）播放录像1：《偏瘫病人家庭访视录像》

录像介绍在家庭中如何对偏瘫病人进行基本的生活照顾和功能锻炼，以及如何应对家庭中的突发事件。

提出问题：

1. 录像当中的场景①和场景②的主要内容是什么？

2. 场景①和场景②分别属于家庭访视中的什么类型？

（二）播放录像2：《患儿高烧惊厥的家庭访视录像》

录像内容是一位家住5楼（非电梯楼房）的老人（62岁，患儿奶奶）哭着打来求救电话，2岁半小孙子高热、抽搐、翻白眼，医生及时赶到，注射退热药，给予物理降温，及时控制病情。

提出问题：

1. 急性事件通过全科医生进行家庭访视的优越性体现在哪里？

2. 急性事件的家庭访视需要具备哪些基本技能？

二、产褥期新生儿家庭访视

对新生儿家庭访视次数的要求基本为3～4次。对顺产新生儿家庭访视为出生后3d、7d、14d和28d；对剖宫产新生儿家庭访视要求为出生后7d、14d和28d。

新生儿家庭访视的准备工作：携带听诊器、血压计、体温计、便携式多功能母婴秤、小巧舒适的软头垫、棉签、过氧化氢、碘伏、软尺、记录本、计算器、鞋套等。

新生儿访视的主要内容包括：

（1）询问：新生儿的出生、哺喂、睡眠情况。

（2）观察。

（3）检查：第一次访视时要对新生儿进行一次全面的检查；每次访视时都要测量体重。检查的重点：新生儿黄疸出现的时间、持续天数、消退的时间；口腔黏膜情况；脐带是否脱落、有无感染。

（4）指导：合理喂养方法，新生儿的保暖、日常护理、早期教养和预防疾病和意外的有关知识。

（5）处理：一旦发现有脐带、口腔感染及尿布皮炎等要及时处理。

（6）记录：各项体检指标，出现的异常问题以及相应的护理措施。

【访视模拟】

假定社区有个顺产新生儿，作为全科医生，您于孩子出生后第 3 天进行家庭访视，请模拟家庭访视的过程。

三、对慢性病患者进行家庭访视以实现三级预防目的

【实训内容：文献摘要阅读】

目的：了解定期家庭访视方式对脑梗死出院患者日常生活能力及运动功能的影响，评估脑卒中后三级康复干预的实用性。方法：将 2001－10/2003－10 福建医科大学附属第一医院神经内科 160 例出院脑梗死患者按出院顺序随机分成家庭访视组与对照组各 80 例。定期家庭访视内容包括对家庭康复环境的布置和改造指导、康复训练指导、日常生活能力训练指导、心理康复指导和疾病康复相关知识的认知教育，对照组不做家庭访视。访视频度前 3 个月每周 1 次，3 个月后每半个月 1 次，每次一两个小时，共访视 1 年。治疗前后采用 Fugl－Meyer 运动功能评分方法（FMA）及改良的 Barthel 指数评估两组患者的运动功能及日常生活活动（ADL）能力。结果：两组治疗前上肢运动功能、下肢运动功能和 FMA 总分相差不明显（P 均>0.05），1 年后两组上述 3 种因子评分均明显高于治疗前，同时访视组治疗后各项 FMA（上肢因子、下肢因子、总分）评分也明显高于对照组（P 均$<0.01 \sim 0.05$）；两组治疗前 ADL 分项评估差异无显著性意义（P 均>0.05）。治疗后两组 ADL 在排尿、排便、修饰、用厕、进食、转移、活动（步行）、穿衣、上下楼梯、洗澡等分项评分明显高于治疗前（P 均<0.05）。同时家庭访视组治疗后 ADL [修饰、用厕、进食、转移、活动（步行）、洗澡等] 分项评分也均明显高于对照组（P 均$<0.01 \sim 0.05$）。

[摘自：郑翠红，肖惠敏．家庭访视对脑梗死出院患者运动功能和日常生活能力的影响．中国临床康复，2005，(9)]

【实训内容：文献阅读后组织讨论】

1. 社区中，由慢性病造成的行动不便都有哪些情况？
2. 脑卒中后三级预防干预的家庭访视内容都有哪些？
3. 访视的频度如何安排？

（代爱英　魏秀环）

实训十一　社区高血压综合管理

【实训目的与要求】

1. 学习并掌握高血压病例管理的基本方法和流程。

2. 正确运用社区高血压病例管理流程图，对社区高血压病人进行评估、分类和处理，并制定随访和干预计划。

【实训方法与步骤】

指导教师讲解社区高血压管理的技术要点，组织高血压案例讨论，布置任务，学生每5人组成一组，进行组内讨论，协同完成实训任务。

【实训内容】

一、回顾技术要点

1. 高血压病例管理流程

卫生部妇幼保健与社区卫生司印发的《社区高血压病例管理规范》将高血压的病例管理分为评估、分类和处理三个程序。

（1）评估：社区高血压病例管理的评估包括测量血压、检查有无危险体征以及检查是否有其他特殊情况（如妊娠、有不能处理的其他疾病），上述评估内容目的在于早期发现急、危、重病人，尤其是早期发现高血压并发症患者，如检查有无危险体征中的“一看七问”就主要是针对心、脑血管意外的。对于危重患者进行适当的处理并及时转诊，对于未达到转诊条件的继续进行病史、临床合并症与并发症和体格检查等检查与评估。

（2）分类：根据社区卫生服务机构的特点，对无需转诊的高血压患者，依据血压控制情况将其分为两大类：血压控制满意组和血压控制不满意组。并根据既往是否被确诊为高血压患者再分为两个亚组。

（3）处理：总的原则是对于无高血压的居民，要建议其定期测量血压；对于可能有高血压的居民，建议复查，必要时协助到上级医院进一步诊断；对于已确诊的高血压患者，要进行规范化管理。

具体评估、分类和处理程序参见本章附录：《高血压患者社区管理服务规范》的社区高血压管理流程图。

2. 高血压的双向转诊

对上述评估中出现的四种情况应及时向上级医院转诊，而对于诊断明确、治疗方案确定、血压及伴随临床情况已控制稳定的应该转回社区医院，由全科医生进行治疗和管理。

3. 高血压患者随访

对所有的高血压患者应制定个体化的随访和干预方案，监测患者的血压控制情况、危险因素、临床并发症和治疗效果等，并开展健康教育让患者了解自身病情和存在的危险因素，了解控制血压的重要性和终生治疗的必要性。指导其掌握自我管理的技巧，改变不良生活方式。在条件允许的情况下对发生心脑血管意外等高血压并发症造成功能障碍的患者进行康复和护理，提高患者生命质量。随访内容按照《高血压患者社区管理服务规范》中的高血压患者随访表填写。

二、讨论案例

案例：患者，男，53岁，因近一段时间血压控制不好前来全科医生处就诊。该病人2年前被诊断为高血压，但一直未规范治疗，间断服用复方降压片。患者平素吸烟，每天1包，平时很少运动，口味偏咸，父亲有高血压史，测量血压165/100 mmHg，身高172cm，体重78kg，……。

讨论：如果你是该医生，请问还应补充哪些问诊内容？该病人还需要做哪些方面的检查？

三、分组制定方案

假定该病人的其他问诊和检查均未发现异常，请根据以上信息，参考本章附录《高血压患者社区管理服务规范》，为该患者制定健康教育内容和随访及干预方案。

附：高血压患者社区管理服务规范

一、服务对象

辖区内35岁及以上原发性高血压患者。

二、服务内容

（一）高血压筛查

1. 对辖区内35岁及以上常住居民，每年在其第一次到乡镇卫生院、村卫生室、社区卫生服务中心（站）就诊时为其测量血压。

2. 对第一次发现收缩压≥140mmHg和（或）舒张压≥90mmHg的居民在去除可能引起血压升高的因素后预约其复查，非同日3次血压高于正常，可初步诊断为高血压。如有必要，建议转诊到上级医院确诊，2周内随访转诊结果，对已确诊的原发性高血压患者纳入高血压患者健康管理。对可疑继发性高血压患者，及时转诊。

3. 建议高危人群每半年至少测量1次血压，并接受医务人员的生活方式指导。

（二）对原发性高血压患者，乡镇卫生院、村卫生室、社区卫生服务中心（站）每年要提供至少4次面对面的随访。

1. 测量血压并评估是否存在危急症状，如出现收缩压≥180mmHg和（或）舒张压≥110mmHg；意识改变、剧烈头痛或头晕、恶心呕吐、视物模糊、眼痛、心悸胸闷、喘憋不能平卧及处于妊娠期或哺乳期同时血压高于正常等危险情况之一，或存在不能处理的其他疾病时，须在处理后紧急转诊。对于紧急转诊者，乡镇卫生院、村卫生室、社区卫生服务中心（站）应在2周内主动随访转诊情况。

2. 若不需紧急转诊，询问上次随访到此次随访期间的症状。

3. 测量体重、心率，计算体质指数（BMI）。

4. 询问患者症状和生活方式，包括心脑血管疾病、糖尿病、吸烟、饮酒、运动、摄盐情况等。

5. 了解患者服药情况。

6. 根据患者血压控制情况和症状体征，对患者进行评估和分类干预。

（1）对血压控制满意、无药物不良反应、无新发并发症或原有并发症无加重的患者，预约进行下一次随访时间。

（2）对第一次出现血压控制不满意，即收缩压≥140和（或）舒张压≥90mmHg，或药物不良反应的患者，结合其服药依从性，必要时增加现用药物剂量、更换或增加不同类的降压药物，2周时随访。

（3）对连续2次出现血压控制不满意或药物不良反应难以控制以及出现新的并发症或原有并发症加重的患者，建议其转诊到上级医院，2周内主动随访转诊情况。

7. 对所有的患者进行有针对性的健康教育，与患者一起制订生活方式改进目标并在下一次随访时评估进展。告诉患者出现哪些异常时应立即就诊。

（三）高血压患者每年应至少进行1次较全面的健康检查，可与随访相结合。内容包括血压、体重、空腹血糖，一般体格检查和视力、听力、活动能力的一般检查。有条件的地区建议增加血钾浓度、血钠浓度、血常规、尿常规（或尿微量白蛋白）、大便潜血、血脂、眼底、心电图、B超等检查，老年患者建议进行认知功能和情感状态初筛检查。具体内容参照《城乡居民健康档案管理服务规范》健康体检表。

三、服务流程

（一）高血压筛查流程图（略）

（二）高血压患者随访流程图

四、服务要求

（一）高血压患者的健康管理由医生负责，应与门诊服务相结合，对未能按照管理要求接受随访的患者，乡镇卫生院、村卫生室、社区卫生服务中心（站）医务人员应主动与患者联系，保证管理的连续性。

（二）随访包括预约患者到门诊就诊、电话追踪和家庭访视等方式。

（三）乡镇卫生院、村卫生室、社区卫生服务中心（站）可通过本地区社区卫生诊断和门诊服务等途径筛查和发现高血压患者。有条件的地区，对人员进行规范培训后，可参考《中国高血压防治指南》对高血压患者进行健康管理。

（四）发挥中医药在改善临床症状、提高生活质量、防治并发症中的特色和作用，积极应用中医药方法开展高血压患者健康管理服务。

（五）加强宣传，告知服务内容，使更多的患者和居民愿意接受服务。

（六）每次提供服务后及时将相关信息记入患者的健康档案。

五、考核指标

（一）高血压患者健康管理率＝年内已管理高血压人数/年内辖区内高血压患者总人数×100%。

注：辖区高血压患病总人数估算：辖区常住成年人口总数×成年人高血压患病率（通过当地流行病学调查、社区卫生诊断获得或是选用本省（区、市）或全国近期高血压患病率指标）。

（二）高血压患者规范管理率＝按照规范要求进行高血压患者管理的人数/年内管理高血压患者人数×100%。

（三）管理人群血压控制率＝最近一次随访血压达标人数/已管理的高血压人数×100%。

六、附件：高血压患者随访服务记录表

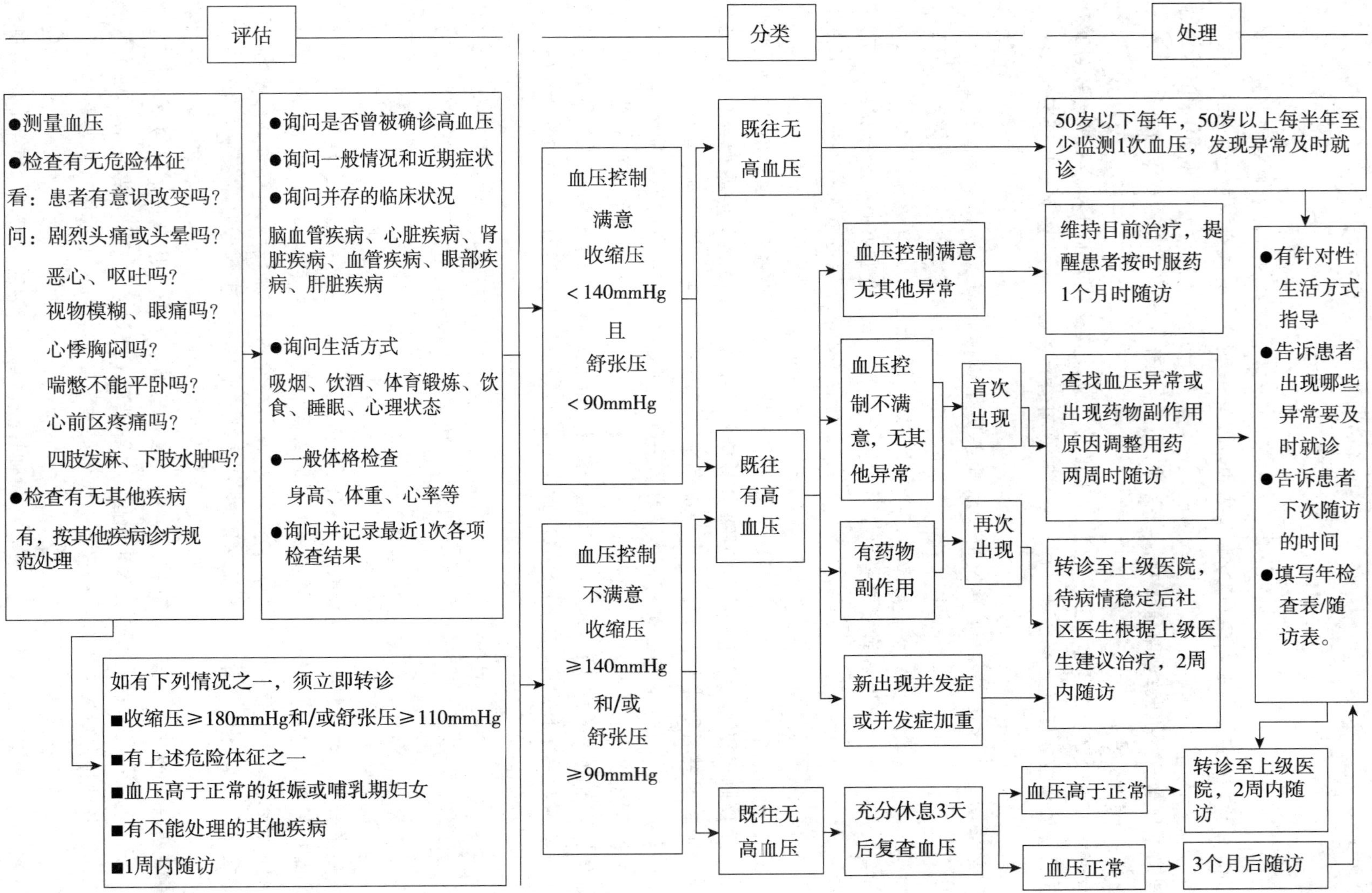
评估
分类
处理
●测量血压
●检查有无危险体征
看：患者有意识改变吗?
问：剧烈头痛或头晕吗?
恶心、呕吐吗?
视物模糊、眼痛吗?
心悸胸闷吗?
喘憋不能平卧吗?
心前区疼痛吗?
四肢发麻、下肢水肿吗?
●检查有无其他疾病
有，按其他疾病诊疗规范处理
●询问是否曾被确诊高血压
●询问一般情况和近期症状
●询问并存的临床状况
脑血管疾病、心脏疾病、肾脏疾病、血管疾病、眼部疾病、肝脏疾病
●询问生活方式
吸烟、饮酒、体育锻炼、饮食、睡眠、心理状态
●一般体格检查
身高、体重、心率等
●询问并记录最近1次各项检查结果
如有下列情况之一，须立即转诊
■收缩压≥180mmHg和/或舒张压≥110mmHg
■有上述危险体征之一
■血压高于正常的妊娠或哺乳期妇女
■有不能处理的其他疾病
■1周内随访
血压控制满意 收缩压<140mmHg 且 舒张压<90mmHg
血压控制不满意 收缩压≥140mmHg 和/或 舒张压≥90mmHg
既往无高血压
既往有高血压
既往无高血压
血压控制满意无其他异常
血压控制不满意，无其他异常
有药物副作用
新出现并发症或并发症加重
首次出现
再次出现
充分休息3天后复查血压
血压高于正常
血压正常
50岁以下每年，50岁以上每半年至少监测1次血压，发现异常及时就诊
维持目前治疗，提醒患者按时服药 1个月时随访
查找血压异常或出现药物副作用原因调整用药 两周时随访
转诊至上级医院，待病情稳定后社区医生根据上级医生建议治疗，2周内随访
转诊至上级医院，2周内随访
3个月后随访
●有针对性生活方式指导
●告诉患者出现哪些异常要及时就诊
●告诉患者下次随访的时间
●填写年检查表/随访表。

高血压患者随访服务记录表

姓名：　　　　　　　　　　　　　　　　　　　　　　　编号□□-□□□□□

随访日期		年　　月　　日	
随访方式		1 门诊　2 家庭　3 电话□	
症状　1 无症状、2 头痛头晕、3 恶心呕吐　4 眼花耳鸣、5 呼吸困难、6 心悸胸闷、7 鼻衄出血不止、8 四肢发麻、9 下肢水肿		□/□/□/□/□/□/□/□	
		其他	
体征	血压 mmHg)	/（mmHg）	/（mmHg）
	体重（kg）	kg	kg
	体质指数	/	/
	心率	/	/
	其他		
生活方式指导	日吸烟量（支）		
	日饮酒量（两）		
	运动	次/周 分钟/次	次/周 分钟/次
	饮食	1 合理　2 基本合理　3 不合理	1 合理　2 基本合理　3 不合理
	心理调整	1 良好　2 一般　3 差 □	1 良好　2 一般　3 差
	遵医行为	1 良好　2 一般　3 差 □	1 良好　2 一般　3 差 □
摄盐情况		（克/天）	
辅助检查*			
服药依从性		1 规律　2 间断　3 不服药　□	
药物不良反应		1 无　2 有　□	
此次随访分类		1 控制满意　2 控制不满意　3 不良反应　4 并发症　□	
用药情况	药物名称 1		
	用法	次/日　　mg/次	次/日　　mg/次
	药物名称 2		
	用法	次/日　　mg/次	次/日　　mg/次
	药物名称 3		
	用法	次/日　　mg/次	次/日　　mg/次
	其他药物		
	用法	次/日　　mg/次	次/日　　mg/次
转诊	原因		
	机构及科别		
下次随访日期			
随访医生签名			

（李耀东　代爱英）

实训十二　糖尿病的社区管理

【实训目的和要求】

1. 熟悉糖尿病的分级管理。
2. 掌握糖尿病患者的随访管理和转诊要求。
3. 熟悉糖尿病的个案调查与管理卡的使用。
4. 掌握糖尿病的预防保健措施。

【实训步骤和方法】

1. 阅读案例，进行讨论。
2. 根据案例提供的病情资料，模拟填写一份糖尿病管理卡。

【实训内容】

一、回顾理论课要点：糖尿病社区管理中如何体现三级预防？

一级预防

目的：提倡健康的生活方式，预防糖尿病

针对人群：

管理方式：

二级预防

目的：从高危人群中筛查糖尿病患者和糖尿病前期患者

针对人群：

管理方式：

三级预防

目的：积极控制患者病情

针对人群：

管理方式：

二、案例分析与讨论

案例：谢某，男，62岁。

主诉：多尿、多饮2个月，腹泻、呕吐3天，不省人事4小时。

现病史：患者2个月前无原因出现多尿，每日小便达十多次，每次尿量同前，伴烦渴、多饮，每日饮水约5升，食量无改变，易疲倦，因尚能胜任日常工作而未予重视。3天前进食不洁食物后出现恶心、频繁呕吐、腹痛、腹泻。腹泻每天5～6次，为水样便，无脓血、黏液。在外院拟诊“急性肠炎”而给予补液治疗。4小时前患者神志模糊，呼之不应而转入我院。

既往体健，其母患“糖尿病”。

体检：神志不清，发育正常，营养中等。皮肤黏膜干燥，弹性差，无黄染。眼眶凹陷，双瞳孔等大等圆，光反射存在，心肺无异常。腹软，肝脾未触及，未见胃型，肠鸣音正常，压眶反射存在，未引出病理反射。

实验室检查：空腹血糖水平≥7.0mmol/L（126mg/dl）

提出问题：

1. 本例患者的初步诊断是什么？有何依据？糖尿病的诊断标准是什么？

2. 糖尿病的社区管理分为一般人群管理、高危人群管理和患者管理。高危人群管理的策略是什么？

三、实训任务

假设本患者为首次来社区卫生服务机构诊治，请为其建立一份糖尿病患者管理卡和随访情况记录表。

说明：为了对糖尿病患者进行持续有效的管理，除了健康档案外，常常需要全科医生为其建立一份糖尿病管理卡，作用类似于健康档案里的病情流程表。不同的社区卫生服务机构，糖尿病患者的管理卡、随访表基本内容一致。下面提供两个版本的管理卡，供同学们参考使用。

社区糖尿病患者管理卡（A）

编号________

姓名________　性别____　1）男　2）女　出生日期________年________月________日

职业：1）工人　2）农民　3）军人　4）干部职员　5）科技、医务、教师　6）商服、企政　7）离退休人员　8）待业人员　9）学生　10）其他

糖尿病临床确诊时间 ________年

建卡登记时的血糖水平________ mmol/L

病例来源：1）健康档案　2）社区门诊　3）流行病学调查　4）其他________

糖尿病家族史：1）是　2）否　3）不知道

最近血糖的化验日期________年________月________日

血糖值 1 空腹血糖值（mmol/L）________　2 随机血糖值（mmol/L）________

目前身高（cm）：________

目前体重（kg）：________

糖尿病并发症________

1）肾脏病变________年　　4）视网膜病变________年

2）神经病变________年　　5）皮肤感染________年

3）血管病变________年　　6）无并发症________年

病例种类：1）1 型糖尿病　2）2 型糖尿病　3）营养不良型　4）其他　5）IGT　6）IFG

转归：1）继续随访　2）迁出________区________街道　3）死亡　4）失访________（注明原因）

糖尿病患者健康处方

糖尿病是一种潜伏期较长，症状不明显，可合并多系统、多脏器并发症的常见疾病，但药物治疗和营养、运动干预效果明显，医生将根据您的实验室检查结果和危险因素情况为您制订个体化的健康处方，为您减轻病情，推迟或减少并发症发生，提高您的生活质量。

根据您目前的情况，建议如下：

项目	目前情况	建议	备注
规范治疗	接受治疗	去医院检查制订治疗方案	
	不按时服药		
	治疗效果不佳		
	疑似有并发症		
血糖	不知道血糖正常值	阅读发放的宣传材料	
	不了解自己血糖	定期测量血糖	
	不经常测量血糖		
	不会自测血糖		
血压	不知道糖尿病血压控制值	阅读发放的宣传材料	
	不了解自己血压		
	不经常测量血压		
	不会自测血压	接受技术指导	

本次随访记录日期________　　预约下次随访时间________

随访医生________　随访日期________年________月________日

糖尿病患者管理卡（B）

管理卡编号________　个人档案编号________　姓名________　联系电话________

现住址____

建档机构________________　建档医生__________

建卡日期______年______月______日

性别______　出生日期______年______月______日　婚姻________　职业________

管理组别______①常规管理　②强化管理

病例来源（单选）：○健康档案　○健康体检　○门诊　○其他

家族史（多选）：□高血压　□冠心病　□脑卒中　□糖尿病　□以上都无　□不详　□拒答

目前症状（多选）：□多饮　□多食　□多尿　□视物模糊　□感染　□手脚麻木　□下肢水肿　□消瘦　□乏力　□其他______

糖尿病类型（单选）：○ 1 型糖尿病　○ 2 型糖尿病　○其他______

确诊日期：______年______月______日　　确诊单位：________

糖尿病并发症情况：（多选）

□肾脏病变时间：______年　□心脏病变时间：______年　□足部病变时间：______年

□神经病变时间：______年　□视网膜病变时间：______年　□脑血管病变时间：______年

近期药物治疗情况：

口服降糖药：

用药名称 1__________　　使用方法__________

用药名称 2 ________　　使用方法________

胰岛素用量：________

生活习惯：

吸烟____支/天；饮酒____次/周，____两（酒精）/次；运动____次/周，____分钟/次

生活自理能力（单选）：○完全自理　○部分自理　○完全不能自理

体检结果

身高______cm　体重______kg　BMI ______kg/m²　腰围______cm

血压______/______mmHg

空腹血糖______mmol/L　餐后 2h 血糖______mmol/L　高密度脂蛋白______mmol/L

低密度脂蛋白______mmol/L　甘油三酯______mmol/L　总胆固醇______mmol/L

尿微量蛋白（单选）○有　○无　糖化血红蛋白______%

终止管理日期：______年________月______日

终止理由：______①死亡　②迁出　③失访______（注明原因）　④拒绝

糖尿病管理随访表

管理卡编号________　个人档案编号________　姓名________

性别______　婚姻______　职业________　出生日期______年______月______日

联系电话________　现住址 ____________________________________

随访日期		年　月　日	年　月　日	年　月　日	年　月　日
A 管理级别 *（填代码）					
B 随访方式 *（填代码）					
C 症状 *（填代码）		/ / /	/ / /	/ / /	/ / /
D 并发症 *（填代码及确诊时间）		/ / /	/ / /	/ / /	/ / /
生活行为	吸烟（支/天）				
	饮酒频率（次/周）				
	饮酒量（换算酒精：两/次）				
	运动频率（次/周）				
	每次持续时间（分钟/次）				
体检结果	血压（mmHg）	/	/		/
	体重（kg）				
	腰围（cm）				
	空腹血糖（mmol/L）				
	餐后 2h 血糖（mmol/L）				
	糖化血红蛋白（%）				
	甘油三酯（mmol/L）				
	高密度脂蛋白（mmol/L）				
	低密度脂蛋白（mmol/L）				
	总胆固醇（mmol/L）				

续表

用药情况	E 用药依从性＊（填代码）				
	药物名称 1				
	用法				
	药物名称 2				
	用法				
	药物名称 3				
	用法				
转诊	医院/科别				
	原因				
F 目前的非药物治疗措施＊（填代码）		/ / / /	/ / /	/ / / /	/ / /
G 此次随访分类＊（填代码）					
本次随访医生建议					
下次随访时间		年 月 日	年 月 日	年 月 日	年 月 日
随访医生签名					

A 管理级别 ①常规管理 ②强化管理 B 随访方式 ①门诊 ②家庭 ③电话 ④其他（请注明） C 症状 ①多饮 ②多食 ③多尿 ④视力模糊 ⑤感染 ⑥手脚麻木 ⑦下肢水肿 ⑧其他 D 并发症 ①肾脏病变 ②神经病变 ③心脏病变 ④视网膜病变 ⑤足部病变 ⑥脑血管病变 ⑦酮症酸中毒 ⑧非酮症高血糖高渗性昏迷 ⑨低血糖昏迷 ⑩乳酸性酸中毒 E 服药依从性 ①规律 ②间断 ③不服药 F 目前的非药物治疗措施 ①限盐 ②减少吸烟量或戒烟 ③减少饮酒量或戒酒 ④减少膳食脂肪 ⑤减轻体重 ⑥有规律体育运动 ⑦心理指导 ⑧未采取措施 G 此次随访分类 ①控制满意 ②控制不满意 ③不良反应 ④并发症

糖尿病患者的社区管理

糖尿病患者个案调查表

一、一般情况

1. 编码：______

2. 患者姓名：________ 3. 性别：男、女 4. 民族：________ 5. 血型：______

6. 出生日期：____年____月____日 实足年龄：______岁 家长姓名：________

7. 学历（文盲、小学、中学、大学及以上）

8. 婚姻状况（未婚、在婚、离婚、丧偶、分居）

9. 现在地址：______省______市______镇______村____组 本地居住年限：______年

10. 患者职业：______ 工作单位__________________ 联系电话：____________

11. 家庭月总收入：____元，月伙食费用：____元，住房面积：____m^2 总人口：____

二、患病情况

1. 确诊日期：______年______月______日 诊断医院：______ 分型：______

2. 临床表现：口渴、多饮、多食、多尿、乏力、体重减轻、皮肤瘙痒、外阴瘙痒、视物模糊、其他：______

3. 检查项目：尿糖 血糖 葡萄糖耐量 其他：______

4. 合并症和伴发症：酮症酸中毒、高渗性非酮症糖尿病昏迷、冠心病、脑卒中、肾病变、眼病变、神经病变、下肢动脉病变、皮肤病变、感染、其他：______

三、危险因素

1. 家庭史 ______

A 亲生（父、母）有糖尿病　B 血缘亲戚中有糖尿病者为：______

2. 体重指数体重______kg　身高______cm　BMI ________

3. 病毒感染　曾有（脑炎心肌炎病毒、柯萨奇 B_4 病毒、腮腺炎病毒、风疹病毒、EB 病毒、巨细胞病毒、其他：____________）感染史

4. 自身免疫

患者（本人、血缘亲戚）患有（恶性贫血、甲状腺功能亢进症、桥本甲状腺炎、原发性甲状腺功能减退症、原发性甲状旁腺功能减退症、原发性肾上腺皮质功能减退症、重症肌无力、自身免疫性肾上腺炎、淋巴细胞浸润性胰岛炎、其他）

5. 化学毒物　曾用过（苯妥英钠、噻嗪类利尿药、肾上腺皮质激素、避孕药等）

6. 妊娠与绝经　A 妊娠次数：______次　B（是、否）已绝经

7. 吸烟

A ______岁开始吸烟，平均每天吸______支

B 烟常（带、不带）过滤嘴，（用、有用）烟斗

C 烟常吸到（嘴里、嗓子、气管、肺部）

D 曾（戒、没戒），戒了______次，平均每次戒______年（月）

E 现已（戒掉、没戒掉），戒了______年（月）

F（生活、工作）环境（是、否）处于被动吸烟

G 其他有关吸烟情况的补充说明：______

8. 饮酒

A 已有______年饮酒史，曾经戒酒______次，平均每次坚持______月，现在（继续、不再）饮酒

B 每周平均饮酒______次，每次平均饮______两

C 饮酒主要种类：葡萄酒、黄酒、啤酒、白酒

D 曾经（有、没有）过醉酒史，平均每年醉______次

E 曾经（有、没有）饮闹酒史，平均每年有______次

F 其他有关饮酒情况的补充说明：______

9. 活动

A 工作以（脑力、体力）劳动为主，体力劳动为（轻、重）度

B 上班或上学途中，一般（乘车、步行、骑自行车）______分钟

C 体育活动a 不出汗活动：每周平均____次，每次平均______分钟

b 出汗活动：每周平均____次，每次平均______分钟

c 出汗气喘剧烈活动：每周平均______次，每次平均______分钟

10. 精神情绪

A 生活中大部分时间情绪状态（良好、一般、不好）

B 心情以（愉快、平静、抑郁、气愤、焦虑）状态较多出现

C 是一个具有（争强好胜、开朗乐观、乖僻谨慎、敏感多疑、自我矛盾、情绪不稳、

顺从依赖、拼搏进取、自负固执、随和易处、与世无争、缺乏信心）性格的人

D经历过（亲近家人死亡______次、失恋______次、丧偶______次、离婚______次、夫妻分居______次、坐牢______次、重伤______次、大病次、其他：______）等造成重大打击或精神创伤的负性生活事件，并请随后注明次数。

11. 膳食

A做菜口味（偏咸、偏淡、偏甜、偏辣、偏酸）

B下列食品，平均每周共吃几次？（早、中、晚三餐，总计21次）

蔬菜______次瘦肉禽类______次鱼类______次豆类及制品______次

蛋类______次油炸食品______次甜食______次奶及奶制品______次

水果______次腌制食品______次熏烤______次腊制香肠类______次

酸泡菜______次动物肝、肾、脑______次　肥肉或多油食品______次

C主食以（精米、细面、杂粮、其他：______）为主

调查单位：______调查者：______调查日期：______

（刘明哲　崔琳琳）

附录 1：卫生部办公厅关于印发《基层医疗卫生机构全科医生转岗培训大纲（试行）》的通知

中华人民共和国卫生部 www. moh. gov. cn2011 - 01 - 11

各省、自治区、直辖市卫生厅局，新疆生产建设兵团卫生局：

为加强基层卫生人才培养，贯彻《以全科医生为重点的基层医疗卫生队伍建设规划》（发改社会〔2010〕561 号），落实 2010—2012 年基层医疗卫生机构全科医生转岗培训工作任务，我部研究制定了《基层医疗卫生机构全科医生转岗培训大纲（试行）》。现印发给你们，请结合实际认真贯彻执行。执行中有何问题，请及时报告我部。

二〇一〇年十二月三十日

基层医疗卫生机构全科医生转岗培训大纲（试行）

一、培养目标

以全科医学理论为基础，以基层医疗卫生服务需求为导向，以提高全科医生的综合服务能力为目标，通过较为系统的全科医学相关理论和实践技能培训，培养学员热爱、忠诚基层医疗卫生服务事业的精神，建立连续性医疗保健意识，掌握全科医疗的工作方式，全面提高城乡基层医生的基本医疗和公共卫生服务能力，达到全科医生岗位的基本要求。

二、培训对象

基层医疗卫生机构中正在从事医疗工作、尚未达到全科医生转岗培训合格要求的临床执业（助理）医师。

三、培训时间和方式

培训时间：不少于 12 个月。其中，理论培训不少于 1 个月（160 学时），临床培训不少于 10 个月，基层实践培训不少于 1 个月，全部培训内容在 1—2 年内完成。

培训方式：采取按需分程、必修与选修相结合的方式，具体可采用集中、分段或远程式理论培训、科室轮转、基层实践等形式。

四、培训内容及要求

培训内容分为理论培训、临床培训和基层实践培训三个部分，具体内容和要求如下：

第一部分　理论培训

理论培训分为全科医学及社区卫生服务相关理论、医患关系与人际沟通、社区康复、社区心理卫生、预防医学和卫生信息管理六个模块。具体培训细则如下：

（一）全科医学及其相关理论

掌握：

1．全科医学的基本概念。

包括：国内外全科医学产生与发展的历史背景；主要概念和基本原则；全科医学的诊疗思维模式；全科医生的服务模式和工作方法；全科医学以家庭为单位的照顾方式；临床预防的概念、原则与方法；接诊技巧和工作方式。

2．居民健康管理概念。

包括：健康管理的基本概念；生命周期及其健康维护的概念、原则与基本方法；疾病筛检的原则与方法。社区慢性病的全科医疗管理技能，重点对高血压、糖尿病、慢性阻塞性肺病（COPD）等慢性病患者和高危人员进行管理的技能，包括慢性病的常见危险因素及评价、社区为基础的慢性病防治原则与工作内容。

熟悉：我国基层卫生服务相关政策。

（二）医患关系与人际沟通

掌握：医学伦理学的基本原则、病人的基本权利和义务；医患关系模型及其意义、全科医疗中医患关系的建立与维护；人际关系与沟通技巧；遵医行为的影响因素及其改善的方法。

熟悉：社区常见医疗纠纷及其预防、处理。

（三）社区康复

掌握：康复医学的概念；社区康复的基本原则、服务模式与内容。

熟悉：康复评定的种类和特点；常用物理疗法、作业疗法、中医药传统康复疗法、日常生活能力训练的方法。

（四）社区心理卫生

掌握：常见心理、精神卫生问题的临床特征、处理及防控原则。

熟悉：基层常见心理和精神卫生问题筛检量表的使用。

（五）预防医学

1．现场流行病学与实用卫生统计学方法。

掌握：流行病学的基本概念、基本方法；与社区诊断有关的资料收集与整理方法。

了解：卫生统计分析方法以及简单的数据处理方法。

2．健康教育。

掌握：健康促进与健康教育的基本概念与方法；病人教育的内容与方法；健康行为干预的基本技术；健康教育服务规范；社区常见慢性病的膳食指导原则；社区居民营养监测方法。

3．突发公共卫生事件。

掌握：突发公共卫生事件的概念、内容、识别与处理原则。

（六）卫生信息管理

掌握：居民健康档案的建立、利用与管理规范。

熟悉：计算机检索相关信息的基本途径与方法；循证医学的基本概念。

（七）其他

各省（区、市）根据本地区全科医生基层医疗卫生服务的实际需求，适当安排其他理论学习内容。

第二部分　临床培训

根据基层医疗卫生服务实际所需要的知识和能力，组织安排教学活动。本部分可分为临床基础培训（不少于40学时，或1周）和临床科室轮转两部分。轮转科室及时间为：内科4个月（必修）；急诊急救3个月（必修）；外科、妇产科、儿科、传染科、精神科等共3个月（选修）。学员应当根据原有专科基础和以往接受培训的情况，选择其中至少4个科室进行轮转，所选每个科室轮转时间不少于2周。

本阶段培训的重点是掌握常见症状的诊断与鉴别诊断、主要疾病防治与转诊指标、常用操作技术。可根据各地实际情况对各科实训内容作适当调整。

来自乡镇卫生院的学员，转岗培训内容可参照卫生部组织编写的《乡镇卫生院卫生技术人员在职培训指导手册》和《乡镇卫生院卫生技术人员在职培训系列教材急诊急救指导手册》。

（一）临床基础培训

1. 常见症状的诊断与鉴别诊断。

掌握：头痛、胸痛、腹痛、腰痛、发热、腹泻、失眠、消瘦、乏力等常见症状的诊断和鉴别诊断。

2. 临床基本技能。

掌握：体格检查操作规范；心电图机操作及注意事项；掌握无菌操作的基本步骤与方法；临床常见X线、B超结果的解读；常用实验室检查项目和化验值的解读；门诊、住院病历的基本内容与书写要求；常用药物的合理应用。

熟悉：临床培训基地的规章制度。

（二）科室轮转

1. 内科。

（1）心血管系统疾病。

①实训内容：高血压病、冠心病、心功能不全、心律失常、心肌炎。

②基本知识：掌握以上疾病的主要病因、临床特征、诊断、鉴别诊断、处理原则与方法、转诊指征及预防。

③基本技能：

掌握：循环系统的体格检查；血压的测量、高血压病及其合并症的早期识别、连续性随访管理、高血压的合理用药；心绞痛、心肌梗死、心功能不全的应急处理；心电图检查方法及常见典型异常心电图特征。

熟悉：心脏X线特点；超声心动图结果解读；心脏起搏器安装的适应证及社区指导原则。

了解：动态心电图、动态血压监测的适应证及其检查结果的临床意义。

（2）呼吸系统疾病。

①实训内容：上呼吸道感染、急慢性支气管炎、肺炎、支气管哮喘、慢性阻塞性肺病、肺源性心脏病、肺癌、胸膜炎、呼吸衰竭。

②基本知识：掌握以上疾病的临床特征、诊断、鉴别诊断、处理原则与方法、转诊指征及预防。

③基本技能：

掌握：痰标本的正确留取方法；常见呼吸系统疾病X线判读；危重病人吸痰；正确吸

氧的方法、简易呼吸器的使用；峰流速仪的使用；雾化吸入器和气雾剂的使用方法。

（3）消化系统疾病。

①实训内容：消化性溃疡、胃炎、反流性食管炎、急慢性肠炎、脂肪肝、肝硬化、急性胰腺炎、胆囊炎。

②基本知识：掌握以上疾病的临床特征、诊断、鉴别诊断、处理原则与方法、转诊指征及预防。

③基本技能：

掌握：腹部查体的方法；安置胃管、灌肠的技术。

（4）内分泌及代谢性疾病。

①实训内容：糖尿病、甲状腺功能亢进、甲状腺功能减低、血脂异常、痛风。

②基本知识：掌握以上疾病的临床特征、诊断、鉴别诊断、处理原则与方法、转诊指征及预防。

③基本技能：

掌握：快速血糖测定方法；尿糖试纸的使用方法；胰岛素的使用方法。

熟悉：尿微量蛋白试纸使用方法；糖耐量试验的测定方法。

（5）泌尿系统疾病。

①实训内容：泌尿系统感染、急慢性肾小球肾炎、肾病综合征、急慢性肾功能不全。

②基本知识：掌握以上疾病的临床特征、诊断、鉴别诊断、处理原则与方法、转诊指征及预防。

③基本技能：

掌握：尿标本的采集方法；导尿术。

（6）神经系统疾病。

①实训内容：出血性和缺血性脑血管病、老年性痴呆。

②基本知识：掌握以上疾病的临床特征、诊断、鉴别诊断、处理原则与方法、转诊指征及预防；老年性痴呆的早期识别及社区照顾原则。

③基本技能：

掌握：常用神经系统的体格检查方法。

熟悉：眼底镜的检查技术。

2. 急诊急救科。

①实训内容：高热、昏迷、头痛、抽搐、晕厥、急性胸痛、急性腹痛、呼吸困难、咯血、呕血、便血、血尿、鼻衄、电解质紊乱及酸碱失衡、休克；各系统的急危重症；中毒和意外伤害。

②基本知识：掌握上述急诊常见症状和问题的诊断、鉴别诊断、处理原则与方法及转诊流程。熟悉强心、利尿药、血管活性药、抗心律失常药、解痉平喘药、镇痛镇静药、止血药、解毒药等急救药物的正确使用。

③基本技能：

掌握：吸氧、洗胃、催吐技术；院前急救的基本原则与方法；徒手心肺复苏技术；包扎、止血、固定、搬运的原则与方法；理化因素所致伤害的处理原则和方法；使用救护车转运病人的注意事项和转诊前的准备。

了解：电除颤的方法；气管插管、呼吸机的使用方法。

（工作在乡镇卫生院的学员重点掌握卫生部组织编写的《乡镇卫生院卫生技术人员在职培训系列教材急诊急救指导手册》中75种急诊急救内容。）

3. 外科。

①实训内容：外科感染、甲状腺肿、急性乳腺炎、乳腺囊性增生症、腹外疝、阑尾炎、急性胆囊炎、胆石症、下肢静脉曲张、烧伤、前列腺疾病、泌尿系结石、骨折、关节脱位、骨关节疾病。

②基本知识：掌握以上疾病的临床特征、诊断、鉴别诊断、处理原则与方法、转诊指征及预防策略。

③基本技能：

掌握：无菌操作技术。

熟悉：外科清创原则与方法；小伤口的缝合技术。

4. 妇产科。

①实训内容：围产期保健、流产、妊娠高血压综合征、妊娠合并糖尿病、围绝经期综合征、阴道炎、宫颈炎、盆腔炎、妇科肿瘤、月经失调、阴道膨出、子宫脱垂、计划生育指导。

②基本知识：掌握以上疾病/健康问题的临床特征、诊断、鉴别诊断、处理原则与方法、转诊指征及预防策略；围产期保健和计划生育的基本知识。熟悉青春期、围产期保健方法与技术。

③基本技能：

掌握：阴道窥器使用；妇科双合诊检查；各种避孕工具使用方法。

5. 儿科。

①实训内容：新生儿黄疸、上呼吸道感染、哮喘、肺炎、腹泻、贫血、营养不良和肥胖症、佝偻病、急性肾小球肾炎、肾病综合征、高热惊厥。

②基本知识：掌握以上疾病的临床特征、初步诊断与鉴别诊断、处理原则与方法、转诊指征及预防。

③基本技能：

掌握：体格检查、用药特点、药物剂量的计算、小儿液体疗法。

熟悉：小儿病史特点、小儿急诊急救方法。

6. 传染病。

①实训内容：病毒性肝炎、肺结核、细菌性痢疾、麻疹、水痘、腮腺炎、猩红热、流行性脑脊髓膜炎、肾综合征出血热、艾滋病、手足口病、流行性感冒。

②基本知识：掌握以上疾病的临床特征、诊断、鉴别诊断、处理原则与方法、转诊指征及预防。

7. 精神科。

①实训内容：精神分裂症、情感性精神障碍、脑器质性精神障碍（阿尔茨海默病、脑血管性痴呆、癫痫所致精神障碍）、癔症、神经症、酒精所致精神障碍等。

②基本知识：掌握上述疾病的临床特征、诊断、鉴别诊断、处理原则与方法、转诊指征及预防策略；认知障碍、情感障碍、意志行为障碍的临床表现。

③基本技能：

掌握：接触病人的技巧、精神检查的方法；重性精神病患者的管理规范。

熟悉：常用量表的临床意义。

8. 其他选修科室。

根据岗位需求自选。

第三部分　基层实践培训

基层实践培训主要是在带教医师的指导下，通过学员直接参加基层全科医疗实践及预防保健相关工作，使其树立以个人为中心、以家庭为单位、以社区为基础的全科医学观念，培养对居民健康负责的、个体与群体相结合的连续性、综合性、协调性的服务能力，与服务对象建立良好沟通和医患关系的技巧；训练其社区卫生服务综合管理和团队合作的整体服务能力，以及结合实际工作发现问题、解决问题的能力。

本部分的具体要求如下：

（一）全科医疗服务技能

掌握：全科医生的接诊方式、医患沟通技巧；以个人为中心的临床思维和照顾方式；家庭保健的内容与方法、家系图的绘制与家庭结构分析；居民健康档案的建立与管理（每人至少完成2份规范的健康档案）；社区常用药物的用量、用法及不良反应观察；双向转诊原则及其操作方式；法定传染病报告程序、时限。

熟悉：

1. 社区卫生服务需求评价、社区卫生诊断的原则和基本步骤；社区卫生服务计划、实施与评价的基本方法；社区卫生服务网络及团队合作的工作方法；儿童免疫规划实施流程。

2. 传染病和突发公共卫生事件的报告与处理规范；重性精神疾病患者管理服务规范。

（二）社区慢性病管理

掌握：高血压病、糖尿病、慢性阻塞性肺病、脑卒中等重点慢性病人及高危人群的筛查、预防控制与健康管理服务规范；群体和个体的健康教育技能（包括教育、咨询、评价等），结合卫生主题日至少组织一次群体性的健康教育活动；实施营养指导的具体方法；社区慢性病的运动及心理指导原则与方法。

了解：冠心病、慢性阻塞性肺病、脑卒中等社区常见疾病的康复方法；重性精神病患者管理规范。

（三）社区重点人群保健

掌握：重点人群的健康管理及相关政策；国家基本公共卫生服务规范，包括：孕产妇健康管理服务规范、预防接种服务规范、0—36个月儿童健康管理服务规范、孕产妇健康管理服务规范、老年人健康管理服务规范。

熟悉：老年保健的目标、内容、方法与要求；老年常见健康问题的预防、处理及居家照顾、家庭病床管理。

（四）疾病预防控制中心和妇幼保健院参观见习

了解：基层疾病预防控制中心与妇幼保健机构的工作职能、主要科室设置情况，社区卫生服务工作中应当承担的预防保健工作；传染病及非传染性疾病（包括慢性病）的防控体系、主要工作内容及工作流程；儿童保健、妇女保健体系、内容与方法。

（五）基层卫生服务管理

熟悉：基层卫生服务质量管理的基本概念、常用评价指标、方法和程序；病人满意度调查及分析方法；基层卫生服务团队的工作模式；与社区组织和其他专业人员沟通的渠道和沟通的技术。

了解：基层医疗卫生机构的运行及管理模式。

五、组织管理与培训基地

省级卫生行政部门负责培训的组织与管理，并制定具体的培训计划和管理方案。

（一）理论培训：由省级卫生行政部门认定的、具有大专及以上学历教育资质的培训机构或省级卫生行政部门认定的培训基地承担。

（二）临床培训：由省级卫生行政部门认定的临床培训基地承担。

（三）基层实践培训：由省级卫生行政部门认定的基层培训基地承担。

六、考核与结业

考核工作由省级卫生行政部门统一组织。考核内容分为理论考试和实践技能考核两部分。考试考核全部合格者，由省级卫生行政部门颁发全科医生转岗培训合格证书。

附录 2：全国卫生专业技术资格考试全科医师专业（中级）历年考点

全科医学基础知识部分：

考点 1：全科医学概述
考点 2：全科医学的概念和基本特征
考点 3：全科医疗的概念和基本特征
考点 4：全科医疗中的伦理学原则
考点 5：全科医生的定义和工作任务
考点 6：病人管理的原则和基本内容
考点 7：临床预防的概念和特征
考点 8：临床预防的实施方法
考点 9：家庭的结构
考点 10：家庭的功能
考点 11：家庭资源
考点 12：个人健康档案（POMR）
考点 13：家庭健康档案
考点 14：初级卫生保健
考点 15：社区
考点 16：社区卫生服务概念与对象
考点 17：社区服务的基本工作内容
考点 18：发展社区卫生服务的指导思想、基本原则和工作目标
考点 19：社区预防保健实施策略
考点 20：流行病学概述
考点 21：疾病分布
考点 22：现况调查
考点 23：病例对照研究
考点 24：社区干预试验
考点 25：社区卫生资料收集的方法
考点 26：流行病学研究中常见偏倚
考点 27：统计学概述
考点 28：定量资料的统计描述
考点 29：定性资料的统计描述
考点 30：资料的统计推断
考点 31：常见卫生统计指标：人口统计指标和疾病统计指标

相关专业知识及专业知识与专业实践能力部分，请参见：全国卫生专业技术资格考试（全科医学中级）的复习参考书：路小光．全科医学（中级）历年考点分级精解．北京：中国医药科技出版社，2008.

附录3：2011年全科医学考试大纲
——专业实践能力（专业代码301）

系统	单元	细目
一、脑科疾病	1. 缺血性脑血管病	（1）短暂性脑缺血发作
		（2）脑血栓形成
		（3）脑栓塞
	2. 出血性脑血管病	（1）脑出血
		（2）蛛网膜下腔出血
	3. 癫痫	
	4. 帕金森病	
	5. 老年性痴呆	
二、心血管疾病	1. 高血压病	
	2. 冠状动脉粥样硬化性心脏病	（1）心绞痛
		（2）急性心肌梗死
	3. 高脂血症	
	4. 慢性肺源性心脏病	
	5. 心力衰竭	（1）急性左心衰竭
		（2）慢性充血性心力衰竭
	6. 心律失常	（1）室上性心律失常
		（2）室性心律失常
		（3）房室传导阻滞
		（4）病态窦房结综合征
	7. 心肌炎与心肌病	（1）心肌炎
		（2）心肌病
	8. 心脏瓣膜病	（1）二尖瓣狭窄
		（2）二尖瓣关闭不全
		（3）主动脉瓣狭窄
		（4）主动脉瓣关闭不全
		（5）三尖瓣狭窄
		（6）三尖瓣关闭不全
		（7）肺动脉瓣狭窄
		（8）肺动脉瓣关闭不全
	9. 感染性心内膜炎	

续表

系统	单元	细目
三、呼吸道疾病	1. 上呼吸道感染	
	2. 慢性支气管炎	
	3. 肺炎	（1）社区获得性肺炎
		（2）医院获得性肺炎
		（3）支原体肺炎
	4. 支气管哮喘	
	5. 支气管扩张	
	6. 慢性阻塞性肺疾病	
	7. 肺癌	
	8. 肺栓塞的诊断和治疗	
四、消化系统疾病	1. 胃炎	（1）急性胃炎
		（2）慢性胃炎
	2. 消化性溃疡	
	3. 胰腺炎	（1）急性胰腺炎
		（2）慢性胰腺炎
	4. 炎性肠病	（1）溃疡性结肠炎
		（2）克罗恩病
	5. 常见恶性肿瘤	（1）食管癌
		（2）胃癌
		（3）大肠癌
		（4）原发性肝癌
		（5）胰腺癌
五、泌尿系统疾病	1. 尿路感染	（1）膀胱炎
		（2）急性肾盂肾炎
		（3）慢性肾盂肾炎
	2. 肾小球肾炎	（1）急性肾小球肾炎
		（2）慢性肾小球肾炎
		（3）隐匿性肾小球肾炎
	3. 肾病综合征	
	4. 间质性肾炎	（1）急性间质性肾炎
		（2）慢性间质性肾炎
	5. 肾功能衰竭	（1）急性肾功能衰竭
		（2）慢性肾功能衰竭

续表

系统	单元	细目
六、血液造血系统疾病	1. 贫血	（1）缺铁性贫血
		（2）巨幼细胞贫血
		（3）溶血性贫血
		（4）再生障碍性贫血
	2. 血液系统恶性疾病	（1）急性髓白血病
		（2）急性淋巴细胞白血病
		（3）慢性粒细胞白血病
		（4）淋巴瘤
		（5）多发性骨髓瘤
	3. 出血性疾病	特发性血小板减少性紫癜
七、内分泌代谢疾病	1. 糖尿病	
	2. 甲状腺机能亢进	
	3. 痛风	
八、风湿病	1. 类风湿关节炎	
	2. 风湿热	
	3. 强直性脊柱炎	
	4. 系统性红斑狼疮	
九、外科疾病	1. 外科感染	（1）疖
		（2）痈
		（3）急性蜂窝织炎
		（4）丹毒
		（5）破伤风
	2. 体表肿瘤与肿块	（1）皮肤乳头状瘤
		（2）皮肤癌
		（3）色素痣和黑色素瘤
		（4）脂肪瘤
		（5）纤维瘤
		（6）神经纤维瘤
		（7）血管瘤
		（8）囊性肿瘤
	3. 乳房疾病	（1）急性乳腺炎
		（2）乳房囊性增生病
		（3）乳腺癌

续表

系统	单元	细目
九、外科疾病	4. 阑尾炎	（1）急性阑尾炎
		（2）慢性阑尾炎
	5. 肠梗阻	
	6. 胆石症与胆道感染	（1）胆石症
		（2）胆道感染
	7. 肛门直肠疾病	（1）肛管直肠脱垂
		（2）肛窦炎、肛乳头炎
		（3）肛裂
		（4）痔
		（5）肛门直肠周围脓肿
		（6）肛瘘
	8. 前列腺疾病	（1）前列腺炎
		（2）前列腺增生
	9. 尿石症	（1）肾结石
		（2）输尿管结石
	10. 骨关节病	（1）颈椎病
		（2）腰椎间盘突出症
		（3）常见骨关节病
		（4）骨折与脱位
		（5）骨肿瘤
十、妇科疾病	1. 妇科炎症	阴道炎
	2. 子宫内膜异位症	子宫内膜异位症
	3. 流产	（1）先兆流产
		（2）难免流产
		（3）不全流产
		（4）习惯性流产
		（5）稽留流产
十一、儿科疾病	1. 呼吸道疾病	（1）小儿上呼吸道感染
		（2）小儿肺炎
		（3）小儿哮喘
	2. 消化道疾病	小儿腹泻
	3. 小儿常见传染病	（1）麻疹
		（2）风疹
		（3）幼儿急疹
		（4）猩红热
		（5）水痘
		（6）流行性脑脊髓膜炎